$^5 T d ^{59} _{21}$

DE LA FIÈVRE
PERNICIEUSE

DANS LES PAYS MARÉCAGEUX DE LA DOMBES
ET DE LA BRESSE.

OBSERVATIONS RECUEILLIES

PAR

Le Dr Constantin Olivier,

EX-MÉDECIN DE L'HÔPITAL DE MONTLUEL (AIN), DE L'INSTITUT AGRICOLE
DE LA SAULSAIE, MEMBRE DE PLUSIEURS SOCIÉTÉS DE MÉDECINE.

Ubi bonæ aquæ, ibi bonus; ubi malæ, ibi malus,
itidem est aer.

HIP.

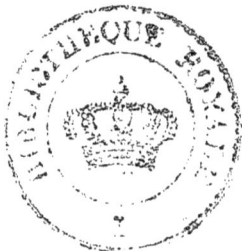

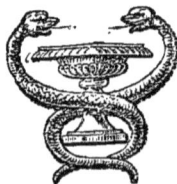

BOURG-EN-BRESSE,
IMPRIMERIE DE MILLIET-BOTTIER.
1845.

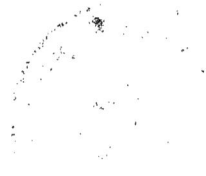

A LA MÉMOIRE DE MON PÈRE,

JOSEPH OLIVIER,

OFFICIER DE L'UNIVERSITÉ DE FRANCE.

———

Doloris silentium verbis facundius.

AVANT-PROPOS.

De toutes les doctrines médicales introduites de nos jours dans le domaine de la science, il n'en est qu'une peut-être qui soit exclusive et d'une vérité générale dans son application au lit du malade.

Fondée sur l'expérience de quelques hommes de génie de l'antiquité, cette doctrine se trouve de nos jours confirmée par l'observation ; elle repose sur une multitude de faits dont le résultat s'est montré constamment le même ; elle est devenue d'une théorie générale et constitue une méthode des plus complètes : c'est l'histoire des fièvres pernicieuses.

Celle-ci, depuis les travaux de quelques modernes, a acquis un degré de certitude, sinon dans ce qui a rapport au développement de ces maladies, du moins dans le mode d'application des moyens d'action qu'on peut leur opposer.

Aujourd'hui, dans le traitement des fièvres pernicieuses, il ne saurait plus exister de contestations entre les médecins sur l'opportunité du quinquina dans toutes les rémittentes, ni sur les inconvéniens graves des évacuations sanguines.

Le père de la médecine exigeait que les écrivains eussent habité les villes dont ils décrivent les maladies endémiques *(eum medicum urbes intueri propriis oculis necesse est)*, parce

1

que la constitution, le climat, la nature du sol, sont des causes pathégéniques puissantes dans les maladies.

Chargé depuis quinze ans du service médical de l'hôpital de Montluel (Ain), je n'ai pour but, en publiant ce petit travail, que d'offrir à mes confrères quelques observations nouvelles sur un genre de maladies endémiques dans ma localité.

Persuadé que marcher dans la voie de l'expérience et de l'observation était la meilleure manière d'arriver à ce qui est essentiel, positif en médecine, je me suis constamment attaché à méditer les faits, à les exprimer tels qu'ils se sont offerts à moi. L'esprit entièrement libre de toute influence systématique, je me suis isolé pour étudier la nature même des phénomènes morbides que les fièvres pernicieuses pouvaient offrir à mon observation, n'ayant qu'elle pour guide, et pour principe la vérité; je n'ai fait, je le répète, que suivre la nature dans sa marche, sans m'attacher aux idées préconçues.

Tout en me renfermant ainsi dans les limites de l'observation la plus stricte, quoique n'admettant pas toutes les hypothèses et les classifications nosologiques des auteurs, j'ai cependant cherché à établir une division dans l'histoire des fièvres pernicieuses qu'on pourrait, je crois, ranger en deux principales branches : 1° celles qui tiennent à la lésion seule du système nerveux-ganglionnaire, 2° et celles qui s'entourent de phénomènes morbides, constituant, par l'altération d'un organe, une complication fixe, assignant toujours aux symptômes pyrétologiques de ces deux classes l'ordre principal, naturel, que le caractère de la maladie, le type, imprime à leur marche.

Les fièvres pernicieuses conserveront donc à nos yeux cette différence essentielle, cette division naturelle, d'*intermittentes*, de *rémittentes* ou de *continues*, suivant qu'il y aura intermittence franche dans le mouvement fébrile, retour marqué d'une exacerbation dans l'ensemble des phénomènes nerveux de ce dernier, ou continuité dans leur marche, c'est-à-dire que le mouvement fébrile continu, dominera, masquera l'intermittence nerveuse.

J'ai pensé également que la meilleure autorité était celle des faits; que, sans elle, aucune doctrine ne pouvait exister, aucun système s'élever. Comment établir en effet, sans eux, la supériorité d'une méthode curative? Oui, la puissance des faits est tout, car, sans elle, la médecine ne saurait faire de progrès, et les opinions émises dans un ouvrage ne doivent l'être que sous la foi de l'observation la plus fidèle et la plus rigoureuse. (*Ars medica tota in observationibus.*)

J'ai recueilli moi-même la plupart des observations que j'ai rapportées, en les accompagnant de réflexions anatomico-physiologiques et pathologiques, propres à faciliter l'histoire particulière de chaque fièvre pernicieuse.

Les auteurs qui se sont occupés de ces maladies n'ont donné généralement que des descriptions très-incomplètes des différens genres, des différentes formes que la fièvre pernicieuse peut revêtir. ALIBERT, entre autres, laisse beaucoup à désirer dans l'histoire des faits que son ouvrage

renferme; toujours incomplète, elle est souvent inexacte.
C'est donc avec raison qu'on a reproché à ce célèbre pyrétologiste le manque de précision dans l'appréciation et le
rapprochement des faits particuliers. LAUTTER, MORTON,
COMPARETTI, n'ont pas non plus assez généralisé la marche
des phénomènes pyrétologiques; ils n'ont pas assez caractérisé les divers symptômes dont le retour constant établit
pour chaque fièvre pernicieuse une affection essentielle,
primitive.

Le médecin qui a exercé sa profession dans les pays marécageux à constitution atmosphérique brûlante, avec une
attention sérieuse, retrouvera toujours les mêmes symptômes
morbides, la même série d'actes représentant un ensemble
de phénomènes dont la similitude, pour chaque genre,
constituera, malgré le dire de quelques auteurs, une affection simple ou idiopathique. C'est ainsi que beaucoup de
de fièvres pernicieuses dont l'existence était mise en doute,
forment aujourd'hui presque autant d'affections diverses
qu'il y a de groupes symptomatiques; c'est-à-dire que pour
la fièvre pernicieuse convulsive, nous aurons toujours
même symptomatologie, même marche, développement des
mêmes phénomènes morbides, avec ce cachet d'individua-
lité qui permet au médecin de la reconnaître, de la classifier,
d'établir en un mot une différence entre elle et toute autre
affection. Il en sera de même pour toutes les autres fièvres
pernicieuses; toutes, je le répète, ont leurs caractères,
leurs symptômes, que l'on retrouve toujours d'une conformité parfaite, d'une analogie frappante, suivant que l'action

du principe désorganisateur se sera portée sur l'incéphale ou ses dépendances, ou sur un des viscères de la poitrine ou de l'abdomen.

Privé de tout conseil, éloigné de toute ressource, j'ose espérer que ces observations seront accueillies avec indulgence, n'ayant eu d'autre but, je le dis encore, que d'ajouter quelques matériaux de plus à l'histoire des fièvres pernicieuses. Puissent-ils être de quelque utilité pour l'humanité !

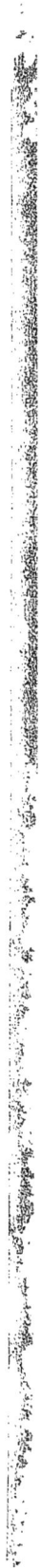

PREMIÈRE PARTIE.

APERÇU GÉNÉRAL SUR LE PAYS D'ÉTANGS.

La température du pays de Dombes et d'une partie de la Bresse est de nature essentiellement humide. C'est cette humidité et la chaleur qui sont les caractères dominans de l'air de ces contrées et lui impriment cette influence délétère dont se ressentent toutes les organisations qui sont soumises à son action.

L'air le plus pur, celui qui préside le mieux à l'acte de la respiration, en fournissant tous les principes nécessaires à cette fonction, est composé, comme chacun sait, de $20,^{81}$ parties d'oxigène, sur $79,^{19}$ parties d'azote. On le rencontre dans les montagnes. Dans les pays plats, il est déjà moins pur, et celui qui règne dans les localités marécageuses se trouve encore vicié dans une plus grande proportion; sa quantité d'oxigène y est diminuée, et avec la partie d'azote, il renferme encore de l'hydrogène carboné, comme MM. Thénard et Dupuytren l'ont démontré dans leurs expériences.

Les eaux stagnantes des étangs dont le pays de Dombes est recouvert dans une grande étendue, par suite de leur évaporation, tiennent en suspension dans l'atmosphère les miasmes délétères, résultat de la décomposition des matières organiques végétales et animales dont leurs fonds vaseux pullulent. Plus l'air sera chaud, plus l'évaporation des eaux stagnantes sera grande; plus considérable alors sera la quantité des miasmes répandus dans l'atmosphère. Ce sera donc au moment du jour où la chaleur sera la plus forte, aux trois quarts de la journée environ, que cette évaporation

aura le plus d'action. Le soir, lorsqu'il surviendra un
refroidissement dans la température, refroidissement qui
dure au moins un quart d'heure d'une manière sensible, par
suite du passage du soleil sous l'horizon, la partie aqueuse,
suspendue dans l'atmosphère par l'action de la chaleur,
s'abaissera alors et produira par sa chûte ce que l'on appelle
le serein. C'est à ce moment, et par l'effet de cette précipi-
tation de l'eau, que l'on sent son corps humide et frais. Quel
est celui dans notre pays qui n'a pas été à même de s'assurer
par lui-même de cet abaissement de la température au coucher du soleil? Les étrangers en font surtout la remarque.
J'ai plusieurs de mes confrères de Lyon qui ont été surpris
d'un abaissement aussi sensible de température. Dans une
soirée du mois de septembre dernier, M. le docteur DÉGAUL-
TIÈRE, au retour d'une partie de chasse que nous avions
faite, ne pouvait revenir de l'humidité dont ses vêtemens
étaient imprégnés. C'est donc depuis le coucher du soleil
jusqu'à son lever, que l'influence délétère des miasmes se
fera sentir avec le plus de force; leur action sur notre organisation sera alors des plus intenses; ce sera le moment le
plus à craindre, celui qu'il faudra éviter avec le plus de
soin, celui qui exigera surtout les précautions que j'indi-
querai plus loin. Il en sera de même durant la nuit, jusqu'au moment où le soleil aura reparu sur l'horizon. Cette
influence ne sera pas à redouter dans le milieu du jour.

Les effluves marécageux qui s'élèveront donc des bords
perfides où siègent ces eaux stagnantes, devront nécessairement produire des effets meurtriers sur les malheureux
qui seront condamnés à passer leur existence dans ces
localités. Ici, tout sera danger pour eux : l'air méphytique
qu'ils y respireront portera dans le torrent de la circulation
son influence délétère, et laissera dans leur organisation le
germe d'une foule de maladies aussi promptes à se développer que terribles dans leurs effets; et c'est par cette influence journalière que leur existence sera minée, leur

carrière abrégée. De là donc, cette répugnance toute naturelle des hommes à vivre dans de semblables localités, et
pour ceux qui les ont habitées, cette tendance à les fuir.

Par un temps orageux, l'action des miasmes marécageux
se fera sentir aussi plus fortement, lorsque l'air brûlant tient
en dissolution une grande quantité de vapeurs, qu'il est
saturé d'électricité. Alors les nuages s'accumulant, se rap-
prochent du sol ; alors l'orage sur le point d'éclater vient
rafraîchir la terre.

Le pays de Dombes ou d'étangs, par la nature de son sol
et de ses eaux, par celle de l'air que l'on y respire, est d'une
grande insalubrité (1). Une cause qui ne peut que l'accroître
encore, c'est la trop courte durée d'insolation qui n'y est
bien sensible que dans le milieu du jour, les matinées et les
soirées étant toujours marquées par des brouillards épais
ou des rosées abondantes.

L'action continuelle du climat de la Dombes sur les naturels du pays et surtout sur les étrangers, les prédisposera
aux maladies du pays, telles que les fièvres intermittentes
et rémittentes (pernicieuses), les affections cutanées, les
rhumatismes, les hydropisies très-fréquentes dans nos pays,
le scorbut qui porte une atteinte profonde sur les fluides et
les solides de l'économie animale. Celui cependant qui sera
fortement constitué pourra quelquefois braver l'influence
pernicieuse de ce climat, comme l'homme habitué dès son
enfance à respirer l'air des marais sera moins sensible à son
impression. Mais il n'en sera pas de même de l'étranger ;
avant de pouvoir s'y faire, sa constitution en éprouvera

---

(1) L'auteur croit devoir faire remarquer que cet opuscule sur la
constitution atmosphérique de ce pays a été écrit en 1836, avant
les travaux de desséchement dont on s'est occupé depuis. Il fut
soumis à la Société d'agriculture de Trévoux, cette même année,
alors qu'on commençait à agiter la question de la suppression des
étangs.

de profondes atteintes auxquelles il finira le plus souvent par succomber, surtout s'il se trouve déjà d'une complexion délicate (1).

L'air chaud et humide de la Dombes et d'une partie de la Bresse, par son influence funeste sur la constitution de ses habitans, imprime chez eux des changemens profonds qui se manifestent par des caractères frappans. Sur tous son cachet est le même. Quelle différence en effet entre l'habitant des montagnes et celui des pays marécageux, entre celui des montagnes du Bugey, par exemple, et celui du pays de Dombes? Le premier, respirant un air pur, sec et léger, sans cesse renouvelé par des vents, est vif, agile, gai, rusé et méfiant; il exprime son heureuse santé par des chants nationaux toujours empreints d'une vive allégresse; c'est la gloire, et le plus souvent le vin et l'amour qu'il redit dans ses couplets; son tempérament est sanguin, sa stature moyenne, ses formes bien prises, ses muscles prononcés.

Le second, au contraire, a le teint blême; il porte sur sa figure un air de tristesse et de souffrance; sa démarche est lente ainsi que son parler; ses chairs sont flasques, bouffies, infiltrées; il vit dans la plus grande inertie; son caractère triste laisse toujours à ses chants un fond de mélancolie. Comme les anciens pâtres, il aime à célébrer le bonheur de la vie agreste. La taille du Dombiste et du Bressan est, en général, élevée; son tempérament lymphatique le prédispose à l'engorgement des viscères de l'abdomen et principalement de la rate; si cet engorgement est très-considérable, la face est décharnée, les traits sont étirés, il a les jambes engorgées, variqueuses, et souvent recouvertes de larges ulcères atoniques; chez lui, la respiration s'effectue avec

(I) Plusieurs riches propriétaires de la Dombes ont été obligés de vendre leurs propriétés et de quitter le pays pour se délivrer de la fièvre.

peine, parce qu'il y a absorption d'une plus grande quantité de carbone. Le sang alors, vicié par ce principe, est aussi moins réparateur, moins stimulant : de là le peu d'activité de la nutrition, quoique cependant le volume du corps paraisse considérable. Ce gonflement n'est pas le résultat de la nutrition, mais bien du relâchement des solides et du défaut d'énergie de l'organisme, ce qui tient à la force expansive de l'air chaud et humide.

Le Dombiste et le Bressan ont, en général, la chevelure blonde, indice du tempérament lymphatique ; la barbe est rare, et parvenus à l'âge de 40 ans, ils ont déjà les signes d'une vieillesse prématurée. L'un et l'autre sont attachés à leur pays et aux auteurs de leurs jours. La nature, qui les a condamnés à vivre dans un pays insalubre et désert, en les privant de la société de leurs semblables, a rétréci le cadre de leurs facultés intellectuelles ; mais s'ils ne sont pas susceptibles de grandes conceptions, de grandes actions, ils sont incapables de commettre de grands crimes (1). Ils sont hospitaliers, c'est dire qu'ils ont des mœurs douces et conservent religieusement les croyances de leurs pères.

Hors de leur pays, le Dombiste et le Bressan sont cependant susceptibles de se développer d'une manière qui tourne toujours à leur avantage sous le rapport du physique comme sous celui du moral. Au dire de NAPOLÉON, ils devenaient d'excellens soldats : le pays qui a donné le jour à JOUBERT ne pouvait manquer d'attirer l'attention du grand capitaine sur les soldats compatriotes de ce général.

Aujourd'hui, grâce à l'instruction primaire qui commence à prendre du développement dans le pays de Dombes et dans la Bresse, une ère nouvelle, n'en doutons pas, s'ouvre pour ces malheureux pays qui deviendront, par

---

(1) Dans une Statistique, on a eu tort de les regarder comme sauvages et inhumains.

suite des bienfaits de l'instruction et d'une culture meilleure, aussi salubres que fertiles (1).

L'habitant de la Dombes et de la Bresse est agriculteur
par la nature d'un sol riche, par l'abondance et la variété
de ses graminées. La végétation y est très-active, mais les
êtres organisés, privés de la vie, s'y décomposent avec la
plus grande facilité. Parmi les ruminans, l'espèce bovine
est fort belle dans une partie de la Bresse; Montrevel,
Coligny, Saint-Etienne, Bény, Marboz, Viriat, Foissiat,
sont des communes qui approvisionnent en partie les mar-
chés de Lyon. Cette espèce souffre dans le pays d'étangs,
mais en revanche, dans ce dernier, les chevaux sont plus
beaux; ils jouissaient autrefois d'une certaine réputation.
Selon un historien, le cheval que montait Charles VIII à la
bataille de Fornoue était de la Bresse et le plus beau qu'on
eût vu. Ils tendent aujourd'hui à recouvrer cette ancienne
renommée.

C'est depuis la fin de juillet jusqu'au mois de novembre
que l'influence délétère des pays marécageux se fait sentir
avec le plus de force : alors c'est la saison des fièvres rémittentes et intermittentes.

La Dombes et la Bresse se sont beaucoup ressenties de la
chaleur excessive des années 1832, 33, 34, 35, 36, 37, 38, 39.
La sécheresse de ces années ayant enlevé l'humidité naturelle au sol, mis à sec une grande partie des petites mares,
des cloaques, avait diminué en cela le nombre des fièvres
intermittentes, mais elle avait favorisé la prédominance
des symptômes nerveux et accru celui des rémittentes pernicieuses, type le plus ordinaire de ces affections.

L'action des miasmes marécageux se fera donc sentir plus

(1) Grâce au zèle infatigable et au profond savoir du célèbre professeur d'agriculture Nivière, directeur de la ferme-modèle de la
Saulsaie, cet avenir prospère que nous espérons marche à grands
pas vers sa réalisation.

vivement dans une année chaude et pluvieuse sur un plus grand nombre d'individus; dans une année sèche et très-brûlante, moins de personnes seront attaquées, mais celles qui le seront, le seront plus gravement; enfin, dans une année pluvieuse et froide, l'influence marécageuse sera peu sensible et le principe morbifique presque nul. Des recherches faites en 1816 par M. VILLERMEY viennent à l'appui de cette assertion.

Les enfans sont très-aptes à recevoir l'impression des miasmes marécageux. En 1834, nous eûmes à Montluel une épidémie de fièvres rémittentes ataxiques, dont quelques-unes s'accompagnaient de rougeole, de scarlatine; beaucoup d'enfans succombèrent. Les adultes reçoivent aussi très-facilement l'impression miasmatique, les vieillards beaucoup moins.

Moins on s'occupera du sort des populations de la Dombes, plus elles diminueront, et le nombre déjà trop petit de ceux que la nécessité force à y vivre, et celui beaucoup trop grand de ceux qui l'émigrent, laissera ce pays dans un tel abandon, que les bras manquant pour les travaux nécessaires à l'agriculture et le desséchement des étangs, nous le verrons finir par être inhabitable. C'est ce qui arriva pour les marais Pontins. Ces lieux si marécageux étaient autrefois fertiles et cultivés par un peuple heureux et sain, les anciens Volsques. Ayant négligé les travaux de l'agriculture dans les guerres qu'ils eurent à soutenir contre les Romains, le desséchement de leurs marais, qu'ils étaient parvenus à obtenir, cessa bientôt, et avec le retour des eaux marécageuses arrivèrent les nombreuses maladies dont elles furent la cause. Il est bien à regretter que les travaux entrepris par Pie VI, pour dessécher de nouveau ces marais, soient restés sans succès.

Dans nos campagnes, une cause d'insalubrité sur laquelle il est encore nécessaire d'appeler l'attention, c'est la mauvaise distribution des habitations : le plus souvent elles sont

plus basses que le sol ou à son niveau et sans carrelage.
Une terre glaise et très-froide par l'eau sans cesse répandue
à sa surface, devient, l'été, une cause fréquente de maladies ;
les habitans, à leur retour des champs, ayant les pieds en
sueur, viennent marcher sur cette terre humide et froide,
et contractent, par la répercussion de la transpiration, des
fluxions de poitrine, des fièvres intermittentes, des catar-
rhes, des maux de dents. Il n'est pas rare non plus de voir
les ouvertures des habitations communiquer entre elles, et
devenir, pour les personnes qui se trouvent exposées aux
colonnes d'air qui les traversent, un sujet de plus pour
contracter les mêmes maladies.

L'homme forcé de puiser incessamment des matériaux
indispensables à l'entretien de son existence dans une
atmosphère souillée par une foule d'émanations nuisibles,
est à-peu-près dans l'impossibilité de se soustraire à leur
action. La science de la chimie ne possède encore aujour-
d'hui aucun véritable moyen pour détruire l'influence
des émanations marécageuses. Le seul vraiment efficace,
et que nous ayons en notre pouvoir, est le desséchement
des marais. Si vous détruisez les eaux stagnantes, les étangs-
marais, les mares, les cloaques, vous détruirez la cause de
l'insalubrité. Le moyen d'y arriver est de favoriser l'agriculture par tous les encouragemens possibles.

Les résultats et les avantages attachés à l'assainissement
des pays marécageux sont assez grands pour mériter qu'on
s'en occupe sérieusement. Les Grecs disaient de ceux qu'ils
voyaient faire fortune : *Ils dessèchent des marais.*

L'observation bien entendue d'une bonne hygiène détruira ou diminuera beaucoup l'influence des émanations
marécageuses. Les anciens, qui se servaient dans les maladies de beaucoup plus de remèdes que les modernes, avaient
porté toute leur attention sur les puissances hygiéniques.

Dans les chaleurs de l'été, l'air chaud et humide de la
Bresse a pour effet l'expension des fluides et le relâchement,

la dilatation des solides. C'est alors que la perspiration cutanée étant très-abondante dans le milieu du jour, la peau se
trouve, le soir, plus apte à absorber l'air méphytique des
marais. La transpiration sera d'autant plus abondante, que
l'air, déjà saturé d'humidité, se chargera difficilement de
l'exhalation cutanée qui se condense alors en gouttelettes
sur les diverses régions du corps.

C'est à cette époque, aux grandes chaleurs de l'été, que
la température de la Dombes influe le plus sur la constitution de ses habitans. Chez eux, alors, la digestion
est plus lente à cette époque; la soif, au contraire, est
ardente comme dans le moment des moissons, parce que
l'exhalation cutanée étant très-considérable pour réparer
les pertes qu'elle occasionne, les absorbans de la muqueuse
intestinale sont doués d'une grande énergie. Les sensations
sont faibles, l'homme nonchalant, peu propre aux grandes
fatigues du corps; tous les organes se trouvent dans une
inertie complète.

L'assainissement du pays de Dombes et d'une partie de
la Bresse tient donc à une culture mieux dirigée et plus
étendue; il faudrait, pour y arriver, faciliter et multiplier les communications entre les communes. La loi sur
les chemins vicinaux remplira plus tard ce but.

La Société d'agriculture de Trévoux, qui s'occupe de
cette question d'assainissement, a émis, dans une de ses
séances, les propositions suivantes:

1° Laisser le moins de terre en friche;

2° Multiplier les prairies pour récolter des fourrages
naturels et artificiels en plus grande quantité et accroître
ensuite le bétail;

3° Diviser les grandes propriétés; il en résulte une amélioration non seulement pour la culture du sol, mais encore
dans la constitution des naturels du pays;

4° Ne conserver que les grands étangs;

5° Veiller, dans chaque commune, à ce que chaque propriétaire favorise l'écoulement des eaux pluviales et les fasse arriver dans des fossés ;

6° Défendre, autour des fermes, les petites mares, les cloaques qui ne servent qu'à désaltérer le bétail, et les remplacer par des puits profonds, par de bonnes fontaines.

Toutes ces propositions sont faciles à exécuter ; c'est aux grands propriétaires à en donner l'exemple ; l'amour du bien-être le fera faire plus tard aux autres.

Le régime des habitans de la Dombes et de la Bresse est, en grande partie, tiré du règne végétal. Sa continuité les prédispose au tempérament lymphatique et aux maladies qui en sont la suite, parce que ce régime fatigue les organes de la digestion, produit peu de chaleur animale, ralentit la circulation, diminue l'activité de la nutrition, relâche les fibres. Il n'est donc point assez réparateur, il n'est pas en proportion avec les pertes continuelles occasionnées chez l'homme de peine par l'exercice de ses fonctions. Un régime tonique et stimulant vivifiera au contraire toute l'organisation, et la rendra moins apte à l'impression de l'influence marécageuse. Le régime le plus convenable pour eux est celui qui sera composé d'alimens chez lesquels la fibrine prédominera. Le plus riche en principes nutritifs est le bœuf, le mouton, le canard, l'oie, le gibier d'eau que fournissent en si grande quantité les étangs. A l'approche de l'hiver, chaque maison, dans nos campagnes, met saler de la viande, soit de porc, soit de vache ; cette nourriture stimulante, et qui n'est prise que rarement et en petite quantité, ne peut qu'être salutaire. Cette alimentation tonique déterminera sur la surface gartro-intestinale un resserrement qui lui donnera plus d'énergie et favorisera son action ; elle opérera sur l'organisation des changemens notables ; la circulation sera plus vive, les tissus seront plus denses, plus fermes ; il y aura plus de vivacité dans le caractère, plus de promptitude dans les mouvemens.

Il serait donc utile que le Dombiste et le Bressan retranchassent de leur régime certains produits dont ils font habituellement usage. La rave, le fromage blanc, les gauffres de blé noir et de la mauvaise eau pour boisson, voilà, dans bien des localités, la base de leur nourriture quotidienne. La rave est trop débilitante, elle renferme trop de mucilage; il en est de même de la courge, du lait caillé, du fromage blanc; pour rendre tonique ce dernier, dans les pays de vignoble, on le fait fermenter dans du marc de raisins; en Bresse et dans la Dombes, on pourrait obtenir le même résultat en renfermant les fromages dans des feuilles de choux salés, dans du genièvre, etc.

Le pain de seigle est une mauvaise nourriture, d'une digestion difficile et moins riche en principes nutritifs que celui de froment; heureusement, on fait aujourd'hui gé-néralement usage de ce dernier; mais il ne réunit pas toujours toutes les qualités voulues. Souvent la farine est altérée, presque toujours sa préparation est vicieuse; il est mal fait, lourd, pas assez levé. L'eau étant de mauvaise qualité dans le pays d'étangs, le Dombiste devrait avoir chez lui une fontaine épuratoire, comme celles que l'on rencontre dans toutes les maisons à Paris. Ce sont des couches de mousse, de charbon et de sable, au travers desquelles l'eau est obligée de filtrer. A défaut d'eau de source de fontaine, ils pourraient recueillir celle de pluie qui est bonne; celle de leurs puits contient des sels calcaires en trop grande quantité, ce qui la rend dure, âcre, peu propre à bien cuire les légumes. L'eau des étangs et des marais est très-impure; celle qui est unie à un principe acidulé désaltère mieux que l'eau pure: c'est pour cela que les soldats ro-mains portaient en campagne une fiole de vinaigre. Nous donnons le même conseil aux habitans de la Dombes et de la Bresse pour l'eau qu'ils emportent dans le moment des travaux pénibles de la campagne, comme les moissons, les fauchaisons.

Feu M. le docteur Thimécourt, président de la Société

2

d'Agriculture de Trévoux, a proposé pour boisson habituelle aux naturels du pays d'étangs le kwas ou bière russe.
C'est avec peine que nous voyons l'indifférence des habitans
de nos campagnes pour suivre les améliorations qui tendent
à leur bien-être, et conserver, même aux dépens de leur
santé, leurs vieilles et mauvaises coutumes.

Ce n'est donc qu'avec l'assistance des grands propriétaires, et celle de l'autorité, que nous avons l'espoir de voir
les anciens us et coutumes de ces malheureux pays faire
place aux nouvelles améliorations que la civilisation tend
aujourd'hui à y introduire.

La bière russe est une boisson très-salutaire que le plus
malheureux campagnard peut se procurer et fabriquer, la
préparation en étant très-facile.

Introduire dans une feuillette de 120 à 130 litres 15 livres
de bonne farine de seigle mêlée avec le son, y mettre ensuite peu à peu 3 livres de seigle en grains qu'on aura fait
germer dans une étuve quelconque, ou en les mettant au-
dessus d'un four; on l'arrose de temps en temps avec de
l'eau tiède; verser sur le tout environ 20 pots d'eau chaude,
bien boucher et agiter la feuillette. On la laisse ensuite dans
un lieu un peu chaud. De six heures en six heures, on y
verse la même quantité d'eau chaude. Le vase empli, on le
laisse 24 heures sans le toucher, après quoi on introduit un
bâton pour agiter le liquide à la manière du tonnelier lorsqu'il brasse le vin après l'avoir collé. On répète cette opéra-
tion trois fois par jour pendant une huitaine; on laisse alors
reposer la liqueur jusqu'à ce qu'elle soit bien clarifiée, ce
qui ne demande ordinairement que quatre à cinq jours; on
la transvase dans un autre baril pour la mettre, si l'on veut,
un peu plus tard en bouteille.

Un autre moyen bien facile de corriger la mauvaise qualité de l'eau que boivent les naturels du pays d'étangs, c'est
de faire infuser pendant une heure, à vaisseau clos, dans
2 livres d'eau bouillante une once de baies de genièvre. Cette

infusion théïforme refroidie peut servir de boisson ordinaire. En excitant une vive impression sur les organes de
la digestion, elle activera en cela les différentes fonctions
de l'économie; elle portera aux urines, ce qui préviendra
l'infiltration des tissus cutanés. Cette boisson est journelle-
ment employée en Hollande; elle conviendra donc également aux individus qui vivront dans une atmosphère aussi
humide.

Je ne terminerai point cette première partie de mon travail sans chercher, par quelques conseils encore, à améliorer la position des cultivateurs de la Dombes et de la
Bresse.

Souvent en sortant du lit pour se rendre au travail, ils
partent tout mouillés de sueur. La peau, encore en moiteur,
est ouverte aux agens extérieurs; elle est alors plus apte à
contracter l'influence des miasmes. Pour s'en garantir, ils
devront donc changer de linge, et ce qui vaudrait beaucoup
mieux, porter un gilet de flanelle, boire une goutte d'eau-
de-vie ou de toute autre liqueur spiritueuse, et fumer en se
rendant aux champs. A mesure que le soleil prendra de la
force, que les brouillards et l'humidité s'éloigneront, ils
pourront, dans le milieu du jour, quitter le vêtement de
laine, l'exposer au soleil et le reprendre au retour du travail. En négligeant cette précaution, ils s'exposeraient certainement à contracter la fièvre, parce que le soir aussi par
l'abaissement de la température, le retour des brouillards et
de l'humidité, rentrant des champs le corps et leur linge
mouillés de sueur, celle-ci pourrait être répercutée, ce qui
n'aurait pas lieu s'ils reprenaient le vêtement de laine.

Les marins sont obligés de porter de la flanelle et s'en
trouvent bien; il serait bien à désirer que l'usage en fût
généralement répandu dans la classe des cultivateurs de la
Dombes et de la Bresse. Je suis heureusement arrivé, de nos
côtés, à en faire comprendre l'utilité à un assez grand
nombre. La flanelle absorbe la sueur et ne produit jamais la

sensation de froid que causent les tissus bons conducteurs du calorique; elle convient aux personnes qui sont exposées aux impressions d'une atmosphère qui varie beaucoup.

Comme les vêtemens s'imprègnent facilement des miasmes marécageux, surtout ceux en laine, chaque habitant devrait avoir un manteau de toile cirée, soit pour se rendre aux champs soit pour en revenir. Ceux qui ne pourront pas se le procurer, devront, en rentrant chez eux, se présenter quelques instans devant un feu clair. La chemise de coton sera, dans ces pays, préférable à celle en toile qui condense trop promptement la sueur sur la peau et peut en cela déterminer des accidens.

Les cultivateurs doivent aussi éviter avec le plus grand soin de dormir dans les champs, la tête exposée à toute l'ardeur du soleil; ils peuvent ainsi contracter des inflammations du cerveau, des érysipèles, des congestions sanguines; d'un autre côté, ils se réveillent souvent tout meurtris, brisés par l'effet de l'humidité de la terre, et se trouvent ainsi prédisposés à contracter les fièvres. Dans la campagne, lorsqu'ils sont au travail, ils devraient également avoir toujours la tête couverte d'un large chapeau de paille.

De riches propriétaires, des agriculteurs distingués, MM. Puvis, Greppo, Guichard, Digoin, Bodin, et aujourd'hui le savant professeur Nivière, ont développé, dans des mémoires pleins d'intérêt qu'ils ont soumis à la Société d'Agriculture de Trévoux, le point industriel de l'assainissement du pays d'étangs; ils ont démontré que la population de ces localités décroît d'une manière évidente, et que pendant quinze années durant lesquelles cependant les bras ont été rendus à l'agriculture, les décès ont surpassé les naissances dans une proportion effrayante. Ils ont prouvé par des faits obtenus dans quelques localités que le pays de Dombes était susceptible d'une grande fertilité dont il a déjà joui à des époques très-reculées de nous. Il serait donc, nous le pensons, facile de la lui rendre par la suppression des étangs et par une culture plus variée. Augmenter le nombre des prairies naturelles et artificielles qui serviront à engraisser du bétail, voilà le point essentiel.

M. Greppo pense que le chou de Strasbourg réussirait aussi en Dombes; si on pouvait parvenir à l'y introduire, ce serait une culture bien importante: les habitans y trouveraient un aliment de plus, la choucroûte serait dans ces localités une nourriture saine et convenable.

Pourquoi ne tenterait-on pas aussi celle du houblon; elle y aurait, je crois, des chances de succès, et, comme en Allemagne, on verrait des champs entiers de ce produit qui se vendrait facilement à Lyon pour la fabrication de la bière.

Comme médecin, je me suis occupé du point de vue médical et hygiénique des malheureuses populations de la Dombes et de la Bresse; si mes efforts peuvent un jour contribuer à l'amélioration territoriale de cette partie de mon pays, je croirai avoir rempli le vœu le plus cher à mon cœur, celui d'avoir été utile à mes compatriotes.

25 juillet 1836.

DEUXIÈME PARTIE.

FIÈVRES INTERMITTENTES ET RÉMITTENTES PERNICIEUSES.

Je diviserai le sujet de mon travail en trois principaux chapitres :

Le premier comprendra la description des faits pratiques, ou l'étude de chaque genre de ces fièvres ;

Le second aura rapport à la nature, aux causes, au diagnostic et au pronostic de ces affections ;

Leur traitement sera compris dans le troisième et dernier.

CHAPITRE PREMIER.

Considérations préliminaires.

C'est à tort que Broussais a dit qu'une irritation n'est point purement nerveuse; elle l'est au contraire toujours primitivement, et secondairement inflammatoire. C'est un surcroît de concentration nerveuse sur un de nos organes qui donne naissance à l'irritation, et celle-ci n'augmente que sous l'influence, sous l'empire de la première, et d'après son intensité; elle ne passe à l'état de phlegmasie qu'après une stimulation plus ou moins prolongée.

Toute irritation qui s'établira donc périodiquement sur quelque point de notre organisation, y développera une série de phénomènes morbides dont l'ensemble a caractérisé une affection à laquelle on a donné le nom de fièvre.

Dans celles qui font le sujet de ce travail, la concentration de l'irritation primitive est continuelle et des plus intenses; elle part des pulpes cérébrale et rachidienne et de leurs enveloppes, se distribue aux nerfs splanchniques et de là aux capillaires nerveux de tel ou tel viscère. C'est une *névrose cérébro-spinale;* c'est la fièvre portée à son *summum* d'intensité, elle est toute nerveuse dans certains cas, où quelquefois compliquée d'une phlegmasie, et c'est pour désigner cette variété de celles qu'on appelait autrefois *malignes,* comme l'ataxique, l'adynamique, etc..... qu'on a cherché une dénomination en rapport avec sa gravité. Celle de *pernicieuse* lui a donc été donnée à cause de la prédominance des symptômes nerveux sur tous les autres. C'est donc à la lésion de ce système qu'il faut attribuer l'état insidieux, dangereux de ces fièvres; c'est là le caractère spécial de ces maladies, c'est le plus important, car la gravité qui pourrait résulter des complications indépendantes d'elles, ne pourrait tout au plus être que secondaire.

Si l'état pernicieux avait pour cause constante une complication fixe, l'autopsie devrait chaque fois révéler une altération organique, et cependant très-souvent des sujets succombent à une fièvre pernicieuse, sans qu'il ait été possible de rencontrer chez eux aucune lésion physique, que l'organe, siége de la congestion, ait été ou non essentiel à la vie.

Lors donc qu'à la suite d'une fièvre intermittente, on verra apparaître presque tout-à-coup un changement dans la nature et la marche première de la maladie, changement qui s'annonce trop rarement par une série de symptômes bien tranchés, tels que diminution de l'intermittence, froid glacial, vive anxiété, grande prostration coïncidant avec l'altération des traits de la face, délire ou état comateux, etc., on dit alors que la fièvre passe à l'état pernicieux. Cette dénomination tient donc à la gravité des nouveaux phénomènes qui apparaissent dans la marche de ces affections. Mais, en définitive, quel est donc leur ensemble? Sont-ils le résultat d'une irritation sanguine ou phlegmasie viscérale, ou proviennent-ils d'une surexcitation nerveuse? Des deux grands principes de la vie, le système sanguin et le système nerveux, lequel prédomine? La fièvre intermittente pernicieuse est-elle, en un mot, une phlegmasie primitive comme le pense BALLY, ou une véritable névrose? Pour moi, comme je l'ai déjà dit, je reste convaincu, et cela par le résultat d'un assez grand nombre de faits, que la fièvre intermittente pernicieuse, avec type intermittent et surtout rémittent, n'est autre chose qu'une perversion de l'action nerveuse, qu'une profonde altération dans les propriétés vitales des centres nerveux, et, selon moi, cette altération est d'autant plus grande, que le caractère de la maladie semble s'éloigner du phénomène physiologique de la périodicité. En effet, dans une intermittente bénigne ou simple, les symptômes qui annoncent une phlegmasie sont beaucoup plus tranchés que dans l'intermittente pernicieuse compliquée; dans celle-ci, il y a bien également irritation sanguine ou une inflammation d'un organe quelconque, mais elle se trouve masquée par la prédominance des symptômes sympathiques ou nerveux, qui deviennent alors le caractère dominant de la maladie. Cette surexcitation cérébro-spinale, déjà plus tranchée dans l'intermittente pernicieuse que dans la bénigne, augmente encore lorsque la fièvre se déclare avec le type rémittent, et surtout lorsqu'elle devient sub-intrante.

Je pense donc que la fièvre pernicieuse est l'ensemble d'un certain nombre de phénomènes nerveux portés à leur summum d'intensité par suite de la surexcitation de ce système, et qui s'annonce par un accroissement presque toujours brusque dans les symptômes qui lui sont inhérens.

Les ouvrages de TORTI, SENAC, COMPARETTI, BALLY et ALIBERT, ont jeté un nouveau jour sur l'étude des fièvres intermittentes pernicieuses; grâces aux recherches de ces hommes célèbres, on est parvenu à débrouiller l'obscurité des phénomènes pathologiques si divers de ces affections.

En abordant aujourd'hui un des points les plus graves de la médecine pratique, je n'ai point la prétention d'ajouter à cette lumière qu'ont déjà répandue sur ce sujet difficile les savans médecins que je viens de citer; je n'offre à mes confrères que quelques observations nouvelles qui m'ont paru de quelque intérêt. Elles ont été recueillies dans le canton de Montluel. La température sèche et brûlante de notre pays, de 1832 à 1839, a toujours fait prédominer au début de nos fièvres, le type rémittent avec un appareil de symptômes nerveux effrayans.

La fièvre pernicieuse peut être simple ou compliquée, avec type intermittent ou rémittent. Elle est simple lorsque

l'apyrexie est complète et que l'on ne découvre aucune lésion dans les organes.

_____

SECTION Iʳᵉ.

PREMIÈRE OBSERVATION.

Intermittente pernicieuse simple. (Type quotidien.)

Le 25 juillet 1832, un jeune homme de vingt-quatre ans,
d'un tempérament sanguin, est admis à l'hôpital de Montluel pour une fièvre intermittente quotidienne. Huit accès
avaient déjà eu lieu.

Chaque jour, sur les trois ou quatre heures de l'après
dîner, la fièvre apparaissait, précédée par un quart d'heure
de froid. Les deux autres stades de chaleur et de sueur
suivaient aussi une marche régulière, et l'apyrexie était
complète depuis quatre heures du matin jusqu'à cinq heures
du soir. Le malade, dans cet intervalle, ne présentait aucun
symptôme qui pût faire croire à l'existence de quelque lésion
organique.

Lorsque je le vis le 25 à son arrivée à l'hôpital, je trouvais le pouls calme, la peau un peu sèche, la langue sans
indice de phlegmasie abdominale ; il portait une légère
ophtalmie pour laquelle une sage-femme l'avait saigné deux
jours auparavant; du reste, aucun symptôme particulier
n'existait du côté de l'encéphale, dans la poitrine, ni,
comme je viens de le dire, dans la cavité abdominale. Le
malade avait eu chez lui quelques nausées; habitant un
pays marécageux, chaque année, dans l'automne, il éprouvait quelques accès de fièvre, et cependant, contre l'habitude, la rate n'était que faiblement engorgée. N'apercevant
donc dans celle pour laquelle le malade était venu réclamer
mes soins rien d'étrange, je prescrivis l'usage de la limonade

gazeuse et, pour le lendemain (26), un grain d'émétique en lavage dont le résultat fut une évacuation abondante par le haut et par le bas. Mais quel fut mon étonnement! Le soir, au retour de l'accès, froid glacial, lividité de la peau, dyspnée assez forte, pouls petit, nerveux, intermittent, pâleur, sueur froide de la face. Je portais un pronostic fâcheux et je cherchais bien vite à favoriser le stade de chaleur, la réaction du côté de la peau, par des frictions chaudes sur les membres, par des boissons diaphoritiques, par des révulsifs à la peau; mais la gravité des symptômes alla en augmentant, on ne put rappeler la vitalité à la peau et diminuer en cela la concentration nerveuse; peu à peu la vue et l'ouïe se perdirent et le malade succomba à deux heures du matin.

Autopsie. — Le cerveau me présenta un peu moins de consistance qu'à l'ordinaire; ses vaisseaux n'étaient point engorgés, et cependant une assez grande quantité de sérosité se trouvait renfermée dans les ventricules. Tous les organes de la poitrine étaient sains; le cœur seul offrait un volume plus considérable qu'à l'état normal. La muqueuse intestinale ne présentait aucune rougeur, aucune trace apparente de phlegmasie; un léger engorgement sanguin se remarquait du côté du foie et de la rate.

Réflexions. — Peut-on, dans cet exemple, regarder la mort comme le résultat d'une phlegmasie viscérale? à coup sûr, non; aucun symptôme ne l'ayant indiquée durant la maladie, aucune lésion ne s'étant présentée sur le cadavre. Ce ne peut être non plus à l'administration du vomitif que l'on doit attribuer le passage de la fièvre de l'état simple à l'état pernicieux. Il faut ici en rechercher la cause dans l'évacuation sanguine que s'était fait faire le malade deux jours avant son entrée à l'hôpital; c'est à elle que doit être rapportée la prédominance des symptômes nerveux. La concentration de l'irritation provenant de ce système, en s'établissant trop brusquement sur la pulpe cérébrale, a épuisé les propriétés vitales de ce grand principe et suspendu l'équilibre des lois organiques. Cette manière de voir nous explique l'épanchement de sérosité que renfermaient les ventricules.

Que les partisans d'une doctrine contraire à la mienne n'aillent point s'appuyer de l'engorgement du foie et de la rate pour soutenir l'existence d'une phlegmasie de ces viscères; il y a loin d'une simple congestion sanguine à une inflammation, à un véritable ramolissement. Cette congestion provenait, du reste, de l'entrave apportée à la circulation abdominale par l'irritation qui commençait à se concentrer chaque année sur ces organes au retour de la fièvre que le malade contractait tous les automnes.

La fièvre intermittente pernicieuse peut aussi apparaître avec les types tierce et quarte. Nous allons en citer des exemples.

DEUXIÈME OBSERVATION.

Intermittente pernicieuse (Tierce).

Le 26 septembre 1834, M. Victor D..., après des courses assez longues consacrées à la chasse, rentra le soir chez lui, se sentant généralement brisé; il se plaignait d'une céphalalgie frontale assez intense, éprouvait de l'anorexie et des envies de vomir. Près de lui, je fis bassiner son lit, je lui prescrivis un lavement simple; on lui promena, à trois reprises différentes, la moutarde sur les extrémités inférieures, et il but une infusion très-chaude de thé.

Une sueur abondante eut lieu pendant la nuit, et, le lendemain 27, M.... se trouva bien.

Le 28, à trois heures de l'après-midi, malaise général, frissons dans les bras et le long de l'épine dorsale, pandiculations, baillemens, céphalalgie violente, puis nausées et vomissemens de quelques gorgées de bile. Cet état se maintient durant une demi-heure; alors le malade accuse une chaleur sèche, mordicante avec picotemens à la peau ; la soif est presque nulle, la langue est humectée, dans son état naturel, si ce n'est un léger enduit jaunâtre qui la recouvre ; le pouls est fort, accéléré, le visage se colore. (Nouvelles applications de moutarde, groseillade pour boisson, douze sangsues à l'anus.)

Le 29, à quatre heures du matin, retour de l'apyrexie qui s'annonce par une sueur assez caractérisée ; toute la journée est bonne.

A six heures du soir, le 30, retour d'un nouveau paroxysme ; la céphalalgie est moins intense, les vomissemens bilieux plus copieux ; du reste, la région épigastrique n'est point douloureuse, ni la cavité de l'abdomen.

Le 1er octobre, je conseille quinze grains d'ipécacuanha qui produisent quelques selles et font rejeter une assez grande quantité de bile par le haut. Grande prostration, tristesse, céphalalgie sus-orbitaire, tintemens dans les oreilles, lombago, pouls cependant à son état naturel.

Le 2, à une heure de l'après-midi, froid des plus vifs commençant par les pieds, les mains, frissons dans l'épine dorsale, ongles bleuâtres : ce malaise dure trois quarts d'heure. Une infusion très-chaude de thé et de feuilles d'oranger, des linges chauds, des frictions sur les membres avec de l'eau-de-vie camphrée, à une température également élevée, tout cela parvint à peine à diminuer la congestion interne et à rappeler la vitalité à la peau. La réaction apparaît cependant à deux heures : céphalalgie des plus vives, parole animée, délire parfois, soif intense, grande anxiété, pouls toujours fort et accéléré. A onze heures dans la nuit, abondante sueur, diminution des symptômes en général, et, le 3, le malade est assez calme, tout en conservant une grande faiblesse, un bourdonnement dans les oreilles avec douleur à la nuque et dans la région des lombes. Au moment où M... songeait à prendre le fébrifuge, dans cette matinée du 3, il s'en trouva privé par la rupture de la fiole qui le contenait ; mis au bain-marie dans de l'eau trop chaude, le verre fut brisé et le remède perdu.

Le 4, à onze heures du matin, froid glacial durant dix minutes, face profondément altérée, sueur froide, pâleur, délire qui disparaît au bout de deux heures à la suite d'une épistaxis qui survient tout à tout-à-coup et dont la durée est d'une demi-heure. Le malade alors reprend connaissance; son pouls est nerveux, petit, serré, sa langue bonne; les selles sont rares. (Oranges, lavemens simples, sinapismes aux extrémités.) Et à neuf heures du soir, lorsque M..... se trouve mieux, que la sueur survenue à huit heures commence à diminuer, que le pouls est revenu à son état normal, je commence par lui administrer la potion suivante :

> Eau de tilleul, onces ij.
> Sulfate de quinine, gr. x.
> Sirop de limons, once j.
> Laudanum de Sydenham, gouttes x.

A prendre en deux fois, à demi-heure de distance; et aussitôt après on administra aussi un lavement avec

> Décoction de quina, une verrée.
> Sulfate de quinine, gr. xv.
> Poudre de Valériane, gros 1/2.

Le lendemain 5, même prescription; même dose de sel en potion, et vingt grains en lavement.

Le 6, la fièvre manque.

Réflexions. — Dans cet exemple, nous voyons, à chaque accès, la congestion sanguine s'opérer plus fortement sur l'encéphale et, par son retour périodique sur cet organe, le menacer d'une altération profonde dans ses propriétés vitales.

Sans aucun doute, la fièvre eût atteint, l'accès suivant, son summum d'intensité; la congestion nerveuse eût prédominé et eût infailliblement amené la mort, si je ne me

fusse hâté d'en combattre le retour par l'administration du
fébrifuge à forte dose.

Fièvre quarte pernicieuse.

La fièvre peut également, avons-nous dit, devenir pernicieuse avec le type quarte. En voici un exemple :

Dans le courant de septembre 1833, une jeune femme,
atteinte d'une fièvre quarte depuis six mois, se décida à
me faire appeler.

Vingt-trois ans, grande susceptibilité nerveuse ; la malade
ressent, à la moindre émotion de peine ou de plaisir, des
palpitations que j'ai toujours considérées et traitées comme
spasmodiques, rien n'indiquant chez elle une lésion organique. La fièvre ayant été déjà entravée une fois, et, dans
cette seconde récidive, nulle complication ne contre-indiquant l'administration du fébrifuge, je donne, en pilules,
sulfate de quinine, gr. xxx, les deux jours durant lesquels
il y a absence de fièvre, et vingt autres grains du même sel
en lavement ; j'associe les opiacés à l'écorce du Pérou ;
aucune fatigue ne s'ensuit, la fièvre disparaît.

Trois mois après, Mme *** étant à la campagne, après
s'être mouillé les pieds en marchant dans la neige, sur la
fin de son époque, reprend la fièvre (même type). Deux
accès ont lieu sans qu'aucune particularité puisse fixer mon
attention ; ses symptômes, quoique plus tranchés, n'ont ni
la durée ni l'intensité des premiers, ce qui me détermine,
cette fois-ci, pour prévenir le retour de la maladie, à ne
donner, le deuxième jour apyrétique, sulfate de quinine,
gr. viij, seulement en potion et autant en lavement.

Mais quel fut mon étonnement lorsque je vis arriver ce
troisième accès que j'avais voulu prévenir, lorsque je le vis
arriver, dis-je, avec un appareil de symptômes nerveux
des plus graves.

Perte de connaissance, de l'ouïe et de la vue, yeux fixes, pupilles dilatées, facies profondément altéré, trismus, grande dyspnée, pouls petit, presque imperceptible, les bras relevés tombent aussitôt comme dans la paralysie, extrémités froides.

Etonné et vivement alarmé d'un changement si brusque et si grave, je laissais entrevoir à la mère de la malade les craintes que je concevais. J'appris alors d'elle que le soir qui avait précédé l'arrivée de cet accès, la jeune femme avait eu une scène assez violente avec son mari.

Prescription. — Envelopper la malade dans une peau de mouton pendant une heure et demie, frictions avec une brosse douce et de la flanelle chaude, puis avec de l'alcool camphré à une température élevée; elles sont faites sur les bras et la poitrine, on recouvre fortement la malade, et nous sommes assez heureux pour voir encore apparaître la période de réaction et, avec elle, la cessation des phénomènes sympathiques.

Sans plus attendre, car la peau commençait à s'humecter, la connaissance reparaissait, vingt grains de sulfate de quinine sont donnés en potion, et la même dose en lavement.

Le second jour apyrétique, je prescris la potion suivante, à prendre par cuillerée d'heure en heure :

> Eau de tilleul, onces iv.
> Sulfate de quinine, $\overline{\text{gr}}$. x.
> Extrait de quina jaune, gros j.
> Laudanum liquide de Sydenh., gouttes x.
> Sirop de limons, once 1/2.

Cette médication emporte la fièvre sans retour.

Réflexions. — Peut-on mettre ici en doute l'influence de la cause morale sur le développement des symptômes nerveux? La concentration de l'irritation sur la pulpe nerveuse cérébrale, fortement contrebalancée par la vive réaction opérée sur tout le système dermoïde, n'a pas eu le temps d'établir une congestion séreuse assez énergique pour amener la mort; mais, sans les puissans stimulans que je mis en usage pour rappeler la vitalité à la peau, elle serait indubitablement survenue dans cet accès.

Les trois faits que je viens de rapporter établissent donc d'une manière incontestable que la fièvre intermittente pernicieuse peut exister avec les types QUOTIDIEN, TIERCE et QUARTE; sous ces différens caractères, elle est simple ou franche, parce qu'elle nous apparaît exempte, dans sa marche, de toute complication, et que toutes ses périodes sont franchement dessinées.

Comme dans la fièvre intermittente simple, on peut donc distinguer dans l'intermittente pernicieuse franche trois périodes : 1° celle de concentration viscérale de l'irritation ou la congestion nerveuse; 2° celle de réaction ou de vitalité; 3° enfin la période dérivative ou de terminaison, ou d'expansion générale à la périphérie du corps.

Mais ces phénomènes pathologiques ou physiologiques, bien tranchés dans l'intermittente simple, le sont déjà moins dans l'intermittente pernicieuse, parce que la fluxion, la congestion, s'opèrent dans celle-ci avec plus de force encore que dans la première, et sur un organe bien des fois souffrant.

Dans la rémittente pernicieuse, le phénomène pyrétologique semble disparaître en totalité, comme nous le verrons plus tard, parce que la concentration de l'irritation va toujours en augmentant; il y a fièvre continue avec phlegmasie dont l'intensité devient tellement grande que l'intermittence nerveuse se trouve masquée. Alors, si par un traitement méthodique on ne parvient à entraver sa marche et ce mouvement désorganisateur, à le régulariser, l'affection devient mortelle. Le principe vital se trouve épuisé par sa concentration continuelle sur l'organe malade. En conséquence, plus la fluxion sera grande, plus la congestion sera forte; plus elle sera continue, plus prompte aussi sera l'extinction

3

des propriétés vitales. C'est donc par une perte trop considérable de ce flux nerveux, de ce principe vital qui, au lieu
de se répandre des grands centres à toute notre organisation
pour la vivifier, l'animer, se jette avec trop d'intensité sur
un seul point, que la mort arrive. Il y a une telle perturbation dans les lois vitales, que les sources de la vie se
trouvent anéanties.

Le célèbre TORTI a dit que les fièvres intermittentes pernicieuses étaient toujours sub-intrantes; c'est bien généralement là leur type, mais avec des exceptions comme nous
venons de le voir.

Lorsqu'il n'y a pas ou presque pas d'apyrexie et qu'il y
a inflammation de quelque viscère, on dit que la fièvre
est compliquée ou rémittente; la progression seule des
accès suffit pour la faire passer à l'état pernicieux. Dans ce
cas, il est souvent difficile de reconnaître la lésion organique par suite de l'épuisement de l'influence nerveuse
pendant la durée de cet accès, ce qui fait que les lésions
les plus profondes, par défaut de sympathies, restent sans
symptômes et en cela isolées.

SECTION IIe.

DESCRIPTION DES FIÈVRES PERNICIEUSES DONT LE SIÉGE EST DANS LA TÊTE.

QUATRIÈME OBSERVATION.

Intermittente (pernicieuse), *apoplectiforme ou soporeuse.*

M. Girard (Joseph), frère du régisseur de la Saulsaie,
était venu passer un mois (septembre 1835) dans cette résidence qui se trouve placée au milieu de toutes les conditions

atmosphériques favorables au développement des fièvres, lorsqu'après une soirée un peu froide, se sentant brisé et un violent mal de tête, il fut obligé de se mettre au lit.

Le malade est un homme de soixante-neuf ans, taille moyenne, tempérament sanguin, de médiocre embonpoint, cou volumineux et court, coloration habituelle de la face, caractère lent.

Le 3 septembre, à sept heures du soir, je vois pour la première fois M. Girard, qui avait eu déjà deux accès. Voici dans quel état je le trouvai :

Coma profond, immobilité générale, perte du sentiment, pouls dur, fort, facies altéré, dilatation de la pupille, insensibilité de la rétine, l'œil reste à demi ouvert, respiration stertoreuse; à chaque expiration, des bulles glaireuses s'échappent des lèvres, le malade semble fumer sa pipe, les boissons ne peuvent passer.

Prescription. — Douze sangsues à l'anus, deux larges vésicatoires camphrés aux jambes, cataplasmes de farine de lin saupoudrés avec de la moutarde pour en envelopper les pieds; on les renouvelle dans la nuit d'heure en heure; applications de moutarde sur les poignets, les genoux.

Le 4, à trois heures du matin, la réaction commence; elle était complète lorsque j'arrivai à six heures. M. Girard avait repris connaissance, mais il paraissait être dans un état de stupeur, d'engourdissement, d'ivresse; il ne répondait qu'avec beaucoup de lenteur aux questions que je lui adressais, regardait autour de lui d'un air hébété; le pouls était moins fort, moins accéléré, la langue légèrement recouverte d'un enduit muqueux, blanchâtre, la soif presque nulle, les urines rares, les régions épigastrique et abdominale insensibles au toucher.

Nouvelle prescription. — Un lavement émollient est aussitôt donné pour débarrasser le gros intestin; demi-heure après, une selle abondante en est le résultat; alors sur le champ on en administre un autre ainsi composé :

Forte décoction de quina, une verrée;

Sulfate de quinine, gr. xx.

Poudre de valériane, 3 1/2.

Le malade prend aussi, à demi-heure de distance, dans deux cuillerées de sirop de limons : sulfate de quinine, gr. xv.

Le soir, léger assoupissement sans perte de connaissance; en général, diminution dans l'ensemble des symptômes de la veille, cependant ils sont encore assez prononcés. M. G... s'est plaint, au retour du paroxisme, d'un froid de pieds, il a demandé à se faire couvrir; alors la somnolence est aussitôt arrivée, le pouls s'est développé, le stade de chaleur s'est plus promptement déclaré, et une abondante sueur, qui apparaissait pour la première fois, a terminé ce quatrième accès.

Le 5 au matin, à six heures, le malade est bien; la connaissance est plus complète que la veille, il entend mieux lorsqu'on lui parle et répond avec plus d'assurance. (Même prescription que le 4 au matin.)

Le soir, l'accès manque, il n'y a qu'un peu de faiblesse. Les vésicatoires donnent beaucoup.

Continuation du mieux les jours suivans, disparution de la fièvre; le 10, le malade commence à faire quelques promenades; il ne conserve qu'une pesanteur de tête qui le fatigue, et une grande faiblesse; les digestions, du reste, sont bonnes. Je conseille au malade et lui applique un cautère à la nuque.

Un mois après cette fièvre, M. Girard quitta son frère pour retourner dans son pays situé sur les bords de la rivière d'Ain. Cinq semaines après son retour, réapparition des accès, mort au troisième.

CINQUIÈME OBSERVATION.

Même genre.

Mme Goujon, mère d'un riche négociant en soierie, de la rue Longue à Lyon, vint, en 1829, passer quelques jours à Montluel, auprès d'une amie, Mme Alesmonière. C'était au mois d'octobre.

Mme G..., âgée de quatre-vingt-quatre ans, grande, conserve encore assez de vivacité et l'usage de toutes ses facultés.

Après une journée brûlante, étant restée, le soir, exposée trop tard à l'influence malfaisante de l'abaissement de température dans notre pays, ressentit en se couchant des frissons qui durèrent un quart-d'heure environ, et furent bientôt suivis d'une chaleur assez vive, avec rêvasseries, anxiété générale.

Le lendemain, 10 octobre, elle se plaignit de n'avoir pas dormi, accusait une courbature générale; cependant elle se leva une partie de la matinée, quoique ayant la tête un peu douloureuse.

A deux heures, la céphalalgie augmente, le pouls devient fort, accéléré, la respiration précipitée; pendant une heure ou deux, la malade parle beaucoup, mais insensiblement la congestion cérébrale devient plus abondante, les idées se perdent, le coma survient, et il y a perte complète de sentiment.

Entre minuit et une heure, un léger amendement survient dans l'ensemble général des symptômes; la malade, à six heures du matin, le 11, se trouve bien; elle ne se rappelle pas avoir été fatiguée la veille, ni m'avoir vu; elle ne veut se soumettre à aucune prescription, elle n'a que la tête bien lourde, mais ressent cependant une assez grande difficulté pour uriner. Elle veut, comme elle en a l'habitude, prendre une tasse de café à l'eau qui lui est refusée. La tisane de chiendent, fortement nitrée, est tout ce qu'elle

accepte, ainsi que des fomentations émollientes sur le bas-
ventre. Ce même jour, à deux heures encore, comme la
veille, retour du paroxysme ; les symptômes sont les mêmes,
ils augmentent dans la soirée et durent plus long-temps.
On applique six grosses sangsues au fondement, et la moutarde, à différentes reprises, est promenée sur les extrémités
inférieures.

Le 12, à huit heures du matin seulement, la connaissance
revient, mais elle est imparfaite; la malade reconnaît bien
les personnes qui sont autour d'elle, mais elle leur parle
avec une extrême lenteur, balbutie, se reprend souvent, et
même oublie en partie ce qu'elle désire ou la phrase qu'elle
a commencée. Voulant profiter de cet instant pour administrer le fébrifuge, je prépare devant elle la quinine,
imprudemment je le lui dis, ce qui motive de sa part le refus
le plus obstiné. Un lavement, qu'on lui annonce comme
simple et émollient, lui est administré; il est composé avec

Sulfate de quinine, gr. xv.

Thridace, gr. iv.

Camphre, gr. vj.

A midi, plus de parole, et la malade tombe bientôt dans
un profond coma; le visage est altéré, pâle, les mains et les
pieds sont d'un froid glacial, le pouls est petit, serré; il y a
une légère distorsion de la bouche, la pupille est dilatée, le
ventre est tuméfié, surtout dans la région hypogastrique,
ce que j'attribue à la plénitude de la vessie; sommeil apo-
plectique, ronflement; la dyspnée oblige à tenir la malade
la poitrine un peu élevée.

Prescription. — Vésicatoire camphré à chaque bras,
frictions de demi-heure en demi-heure sur les jambes avec
de la flanelle chaude et de l'alcool camphré, peaux de lapins
aux pieds durant deux heures; elles sont ensuite remplacées
par des cataplasmes de farine de lin aiguisés avec de la

moutarde; lavement légèrement laxatif. A dix heures du soir seulement, le pouls se relève et annonce la réaction; la chaleur reparait un peu, mais, sur le matin, la connaissance n'est cependant point revenue; néanmoins, comme le jour précédent, je fais donner un lavement, avec

Sulfate de quinine, gr. xx.

La soirée du 13 est la même que celle qui a précédé.

Le 14, la réaction est plus franche dans la matinée et s'annonce par une moiteur assez prononcée; la somnolence est moins grande; Mme G... s'agite, fait quelques mouvemens, boit mieux, son regard semble suivre la direction des objets qui le fixent, mais ce mieux ne dure que deux heures, pour faire place ensuite au retour de tous les symptômes alarmans. (Même prescription que la veille; le lavement que l'on donne dans la soirée est encore rendu légèrement purgatif par l'addition de deux onces de manne.)

Le 15, à quatre heures du matin, nouveau lavement contenant encore :

Sulfate de quinine, gr. xx.

L'apyrexie est, ce jour-là, plus prononcée encore que la veille; bonne sueur, abondante sécrétion d'urine; il y a eu dans la nuit une forte selle, la malade a recouvré la connaissance, elle demande du café à l'eau et se plaint d'une assez vive douleur dans les bras; on l'attribue à l'action des vésicatoires qui, du reste, n'ont pas été entretenus.

Le soir, à huit heures, somnolence, légère céphalalgie, pouls n'offrant plus que 84 pulsations; la langue est recouverte d'un enduit limoneux, le ventre est légèrement douloureux. Ayant demandé l'assistance d'un confrère, M. le docteur Baumer, à Lyon, m'est adjoint et arrive dans cette soirée.

Le 16, la malade est bien toute la journée; je propose à mon honorable confrère de suspendre le fébrifuge, craignant

que l'action locale et continuelle de cet agent ne finit par
déterminer une phlogose sur la muqueuse intestinale.
Mme G... est mise seulement à l'usage du sirop de quina
deux cuillerées le matin à jeun pendant une quinzaine;
l'espérance de fortifier son estomac et de retrouver l'appétit
la décident.

Le 24, guérison parfaite; il y a trois jours qu'elle a repris
un peu de café à l'eau, mais je ne l'ai accordé qu'après
avoir acquis la certitude que cette dame en prenait, depuis
longues années, huit à dix tasses par jour; son organisation
ne pouvait alors en souffrir aucune atteinte fâcheuse, même
au sortir de cette terrible maladie dont j'eus le bonheur de
la tirer malgré son grand âge. Mme G... a vécu encore cinq
ans.

Réflexions. — Dans les deux faits que je viens de citer,
l'affection carotique ou la congestion cérébrale a bien été le
symptôme principal, caractéristique; dans le premier, chez
M. Girard père, nous le voyons apparaître dans le commencement du paroxysme, tandis que chez Mme Goujon, ce n'est
que lentement et à mesure que ce paroxysme gagnait en
intensité, que l'assoupissement se déclarait. Mais à chaque
congestion nouvelle de l'irritation nerveuse sur la pulpe
cérébrale, à chaque retour périodique de la fluxion sur
l'organe encéphalique, la gravité de ce symptôme augmentait elle-même; aussi l'exemple de M. Girard nous a-t-il
paru offrir plus de danger que celui de la malade qui fait le
sujet de l'autre observation. Ici, ce fut d'un heureux augure
pour la terminaison de la maladie, lorsque celle qui en était
atteinte (Mme Goujon) accusa, le 15 dans la matinée, une
douleur aux bras, qu'elle sentit ses vésicatoires; ce retour
à la sensibilité annonçait déjà une grande diminution dans
l'affection comateuse.

L'irritation congestive, celle qui s'opère sur l'encéphale,
est-elle sanguine ou nerveuse? BALLY, BOISSEAU et quelques
autres auteurs pensent que c'est par suite de l'irritation

de la pulpe cérébrale, que le sang afflue vers le cerveau ; que cette congestion n'est point assez forte pour amener, en premier lieu, un épanchement sanguin dans cet organe ; que le calme reparaît alors en même temps que la cause de la stimulation cesse, jusqu'à ce que le retour de nouveaux accès vienne enfin épuiser la vitalité de ce viscère, détruire en entier ses propriétés vitales. Ici, le résultat de treize autopsies cadavériques que j'ai faites sur des individus morts à la suite de fièvres de ce genre, tend, sinon à démontrer toujours d'une manière évidente la justesse de ce raisonnement, du moins à la faire ressortir dans quelques cas seulement, parce que je n'admets pas et ne puis admettre le point de vue de ces auteurs d'une manière exclusive pour tous les cas de fièvres pernicieuses soporeuses. Toujours alors on rencontrerait sur les cadavres des traces de la congestion sanguine cérébrale, ce qui n'est pas le plus souvent. Etablir ces données d'une manière exclusive, c'est donc vouloir s'écarter de la vérité, et ce qui le prouve encore, ce qui vient à l'appui de ma manière de voir, c'est qu'on devrait rencontrer, mais qu'on ne rencontre pas d'épanchement sanguin dans la substance cérébrale, lorsque la mort est survenue au premier ou deuxième accès. Dans ce cas, celle-ci a été presque instantanée ; la congestion aurait donc dû l'être elle-même, et cependant ouvrez le crâne et vous ne trouvez rien qu'une sérosité limpide dans les ventricules. Tirerons-nous maintenant la conséquence que la présence de ce liquide est toujours le résultat d'un travail anormal du système circulatoire, d'une irritation, d'une congestion sanguine? A coup sûr, non ; car on en rencontre aussi sur des sujets dont le cerveau n'a offert aucune trace de phlegmasie.

Tout en partageant cependant la manière de voir de MM. BALLY et BOISSEAU, j'ajoute que c'est aussi par une concentration nerveuse sur la pulpe cérébrale, que la mort arrive, qu'elle peut, dans certains cas, exister avec l'irri-

tation sanguine, marcher avec elle ; dans d'autres , se développer seule comme dans l'exemple suivant.

SIXIÈME OBSERVATION.

Même genre.

Un homme de la Bresse entre, au mois d'octobre 1837, à
l'hôpital de Montluel pour y être traité d'une fièvre rémittente quotidienne dont il était atteint depuis une quinzaine.
Il est âgé de quarante-six ans, a déjà eu quelques années
auparavant une fièvre quarte qu'il a conservée quinze mois
et qui lui a laissé une légère hypertrophie de la rate.

Les accès nouveaux arrivent le matin ; c'est-à-dire qu'à
cette époque, il y a un paroxysme assez prononcé, une
intensité marquée dans les symptômes , dans le mouvement
fébrile continu qui semble s'amender un peu sur le soir.

Le 2 , à quatre heures du matin , légers frissons de très-
courte durée , céphalalgie , regard vif , brillant, soif ardente,
langue sèche , présentant une rougeur assez vive sur ses
bords et à sa pointe , nausées , pouls fort , accéléré , région
épigastro-splénique douloureuse à la pression , constipation ,
voilà avec quel appareil de symptômes le malade arriva.

Durant une huitaine , il fut soumis au traitement suivant :

Prescription. — Sangsues à différentes reprises sur l'estomac et la rate , cataplasme émolliens , puis emplâtres de
vigocum mercurio sur cette dernière région , tisanes froides,
gazeuses et légèrement acidulées , lavemens laxatifs , moutarde sur les extrémités , diète la plus stricte , puis administration du fébrifuge.

Guérison dix jours après l'admission à l'hôpital que le
malade quitte , contre notre avis, dans un état de faiblesse
extrême.

Quelques jours après, allant visiter un de mes malades à
la campagne, je revis cet homme qui se livrait sans ména-

gement aux travaux de l'agriculture ; je l'engageais à rentrer chez lui, à se ménager ; son visage était pâle, infiltré, il se plaignait d'une courbature générale.

Une huitaine s'était à peine écoulée, lorsque je fus appelé un matin pour me rendre auprès de lui. Son frère, qu'on avait expédié auprès de moi, me manifestait de grandes craintes ; il pensait que nous n'arriverions pas à temps, parce qu'il l'avait laissé sans parole, sans connaissance, qu'il ne voyait ni n'entendait. Il était six heures du matin lorsque j'arrivais près du malade ; je ne devais plus en effet songer à le sauver. Il était couché sur le dos, une sueur froide couvrait son visage et ses bras ; froid du nez et des mains, ongles bleuâtres, trismus, paralysie des muscles pharyngiens, et par suite les liquides ne peuvent descendre dans l'estomac, pouls filiforme, soubresauts des tendons, altération du facies, yeux ouverts, fixes, dilatation des pupilles, légère dyspnée, perte de l'ouïe et de la vue, une écume blanchâtre s'échappe par les narines. Je sors sans rien prescrire, annonçant que le malade ne tardera pas à succomber. L'agonie dura cependant jusqu'au lendemain cinq heures du matin.

Sans l'imprévoyance de ses malheureux parens qui tardèrent trop à me faire appeler, cet homme aurait peut-être pu être sauvé. J'appris que depuis deux jours il avait été si fatigué, qu'on croyait à chaque instant qu'il allait mourir. Chaque matin, le malade (tout en ayant la fièvre continuellement) perdait connaissance, ne voyait plus, n'entendait plus, et cet état durait toute la journée. Lorsque le soir arrivait, son visage se colorait, un peu de chaleur apparaissait, puis dans la nuit le malade retrouvait sa connaissance ; il buvait et pouvait encore répondre aux questions qu'on lui adressait.

Deux accès de fièvre pernicieuse soporeuse avaient donc déjà eu lieu chez ce malheureux, lorsque je fus appelé pour être témoin de la mort que le troisième devait amener.

Il est, je ne dis pas probable, mais presque certain que le soir, lorsque l'apyrexie apparaissait, si on avait administré le fébrifuge à forte dose, on se serait rendu maître de la fièvre, malgré tous les caractères de gravité qu'elle présentait alors.

Pour obtenir des parens l'ouverture seulement de la tête, je fus obligé de leur faire croire qu'elle renfermait probablement de petits vers dans une poche d'eau.

Nécroscopie. — Je ne rencontrai dans chaque ventricule latéral que deux onces environ de sérosité, de couleur citrine, et autant à la base du crâne. La substance du cerveau et celle du cervelet n'offrirent aucune injection ni ramollissement; ses vaisseaux sanguins étaient *exsangues*.

Réflexions. — Dans cet état presque normal de l'organe encéphalique, qui pourra donc soutenir qu'il a été soumis à un travail inflammatoire, qu'il y a eu phlegmasie de sa substance, irritation, congestion sanguine? Tout esprit droit, exempt d'influence systématique, avouera au contraire que, dans ce dernier exemple, l'affection cérébrale a été due à une brusque concentration nerveuse sur la pulpe de ce viscère, dont le principe vital a été tout-à-coup brisé, épuisé.

Ce dernier fait peut donc venir à l'appui de ce que j'ai dit, de l'hypothèse que j'ai avancée, que dans la fièvre pernicieuse soporeuse la mort n'arrive pas toujours par suite d'un travail inflammatoire de la substance cérébrale; j'ai dit, et nous avons des cas, où cette dernière assertion de MM. BALLY et BOISSEAU se trouve être aussi justifiée par les faits. L'observation dont Mme Goujon a été le sujet me semblerait rentrer dans cette catégorie; nous allons en rapporter d'autres qui pourront, quoique d'un autre genre, confirmer cette manière de voir.

Intermittente pernicieuse convulsive.

Isidore Garnier, quinze ans, né de parens délicats, sujet dans son enfance aux convulsions dont il a été fréquemment atteint pendant l'espace de quatre années, vient passer quelques jours en vacances chez un de ses camarades de collége, le 7 septembre 1834. Après une journée brûlante, tout entière consacrée à la pêche dans un endroit marécageux, le jeune G... rentre en se plaignant d'une céphalalgie susorbitaire, d'une courbature générale; il est fatigué, brisé, n'a point d'appétit.

Un bain de pieds lui est conseillé par la maîtresse de la maison, et après l'avoir pris il se met au lit.

Dans la nuit, agitation, soif, grande chaleur, nausées; l'enfant rejette son repas de la veille. Sur le matin, il se trouve mieux, le mal de tête a disparu, une abondante sueur s'est déclarée.

Le 9, à six heures du soir, mal de cœur, froid général qui dure une forte demi-heure, lividité de la face, ongles bleuâtres. On bassine le lit du malade, on le couvre fortement, et me trouvant dans le pays, je suis prié de visiter l'enfant. Lorsque j'arrivai, la période de réaction commençait à s'opérer, peau sèche et brûlante, pouls dur, accéléré, injection de la face, léger trismus, contraction violente des muscles sterno-mastoïdiens, l'œil droit est porté en dehors et le gauche relevé en haut; il y a parfois grincement des dents, le bras gauche est agité par des mouvemens convulsifs. Suspension de la volonté et de l'intelligence, mais non du sentiment, car en pinçant différentes parties du corps, même celles qui sont convulsionnées, la sensibilité s'y montre d'une manière assez prononcée. La pression de la cavité abdominale ne semble produire aucune douleur.

Prescription. — Six sangsues derrière chaque oreille, limonade gazeuse, orangeade, compresses d'oxycrat sur le front, moutarde aux poignets, aux genoux, sur les pieds, de demi-heure en demi-heure; coton et taffetas gommé aux pieds. A une heure du matin, apparition du stade, de la période de décroissance, diminution dans l'ensemble des symptômes et dans leur intensité; le malade retrouve sa connaissance et la parole; aucune réaction ne s'est faite à la peau; il y a eu sécrétion assez abondante d'urine. Le jeune G... ne conserve qu'une pesanteur de tête, avec douleur plus vive à l'occiput.

Le 10, les mouvemens convulsifs paraissent à midi; le malade, avant leur arrivée, s'est plaint d'une douleur très-vive au talon droit, il n'a accusé qu'un très-léger froid de genoux; pour la première fois on remarque quelques contractions dans la face, l'enfant pousse des cris aigus.

P. — Douze sangsues aux tempes, vessie remplie de glace pilée sur la tête, lavement laxatif.

A six heures, amendement, rémission.

Le 11, à dix heures, retour du paroxysme, qui s'annonce tout à coup par des secouses musculaires brusques, violentes; fixité de l'œil droit, dilatation de la pupille, le bras gauche est convulsivement tendu, on ne peut le faire plier. Il n'y a pas eu de selles, l'urine est rouge.

P. — Douze sangsues aux malléoles, calomélas administré à la dose de deux grains, de demi-heure en demi-heure, glace pilée sur la tête.

Le 12, à six heures du matin, l'enfant se trouve mieux, il est plus à ce qui se fait et se dit autour de lui; il joue avec ses petits camarades, il demande à manger; durant la nuit (six évacuations), tous les mouvemens convulsifs semblent avoir disparu. Mais il y a un point de côté, une douleur violente au-dessous du sein gauche; le petit malade a toussé pendant la nuit.

Examen fait de la poitrine, je rencontre, au niveau des

septième, huitième et neuvième côtes, dans la partie latérale du thorax, un peu de matité; en prêtant l'oreille, il y a absence de la respiration.

P. — Douze sangsues sur le point, cataplasmes de farine de lin, tilleul et violette en boisson (chaude), looch avec oxymel-scillitique, demi-once.

A huit heures, quelques mouvemens convulsifs paraissent, mais si faibles qu'ils ne sont pas à comparer à ceux des jours précédens; le petit malade a conservé ses facultés intellectuelles; sous l'influence de l'évacuation sanguine, la douleur de côté s'est beaucoup amendée.

Les 13, 14, 15, la congestion irritative de l'encéphale semble aussi ne plus exister; les phénomènes morbides n'apparaissent plus du côté de cet organe, la lésion seule du poumon dénote sa présence, toute notre attention se porte donc sur elle. L'existence d'un épanchement pleurétique étant manifeste, un large vésicatoire volant est appliqué sur le thorax; l'enfant est pâle, son pouls est faible, précipité, et chaque soir un petit paroxysme s'annonce par la rougeur des pommettes. 1° Agir sur les urines par une tisane nitrée; 2° sur le canal intestinal par de légers laxatifs, soit en lavemens soit par le haut; 3° porter à la peau par le coton et le taffetas gommé dont on enveloppe tout le corps de l'enfant: voilà les trois indications qui me parurent devoir être mises en pratique.

Le 20, le premier vésicatoire étant sec, je pus m'assurer d'une diminution sensible dans la matité du côté malade; l'air commençait à arriver de nouveau dans le poumon; par suite, la respiration s'effectuait un peu mieux; la fièvre était moins forte, les urines coulaient en assez grande quantité, des sueurs abondantes apparaissaient chaque jour.

P. — Deuxième vésicatoire sur la poitrine, même tisane, 1/2 looch au calomélas.

Le 26, continuation de la résorption de l'épanchement. Je permets les bouillons de rave et de poulet, lorsque tout-à-coup, sans cause connue, l'enfant est repris ce jour là, à six heures du soir, d'un froid très-intense, suivi bientôt du retour de tous les premiers phénomènes morbides: facies profondément altéré, grand abattement, la peau est sèche, brûlante, les yeux sont tournés, le pouls petit, irrégulier.

Sulfate de quinine, $\overline{\text{gr}}$. x par le haut.

gr. xv par le bas, pour le lendemain à six heures du matin. Malheureusement ces remèdes furent mal administrés; le lavement fut mal reçu et l'enfant rejeta la potion.

Le 27, à deux heures, froid glacial, pâleur extrême, ailes du nez resserrées, nez effilé, yeux ternes, creux, regard fixe, pouls filiforme, soubresaut.

A quatre heures, râle et mort.

Autopsie. — Elle est faite vingt-quatre heures après.

Tête. — Légères adhérences de la dure-mère à la voûte du crâne; cette membrane offre une faible injection. Les veines de la surface du cerveau sont pour la plupart distendues; on rencontre, en les incisant, et cela dans quelques endroits seulement, une matière jaunâtre présentant les caractères du pus. Les autres membranes offrent aussi une injection, mais beaucoup plus marquée à la partie supérieure et occipitale; elles sont, dans quelques points, adhérentes à la substance cérébrale. Celle-ci offre une consistance beaucoup moindre. Les ventricules contiennent quelques grammes d'une sérosité citrine. Les vaisseaux et membranes de la base du crâne paraissent sains.

Thorax. — Le lobe supérieur du poumon gauche offre deux ou trois points d'une couleur rouge vermeille; son tissu, dans la partie qui avait été le siège de la douleur durant la vie, est encore un peu compacte; il s'en écoule, par l'incision, une sérosité rouge, écumeuse; le doigt déchire ces portions avec facilité. On rencontre aussi des concrétions albumineuses, membraniformes, sur les plèvres pulmonaire et costale, avec des adhérences entre elles.

Le cœur présente quelques caillots de sang noir coagulé.

Abdomen. — Cette cavité ne fut pas explorée. Les deux principaux phénomènes morbides s'étant développés dans les deux précédentes, nous crûmes inutile de pousser plus loin nos recherches.

Réflexions. — Dans le fait que je viens de rapporter, la mort a-t-elle été le résultat des désordres survenus du côté de l'encéphale, ou tient-elle, au contraire, à la lésion dont le poumon gauche fut le siége?

En examinant de nouveau la marche de cette maladie, nous verrons que cet enfant a succombé sous l'influence d'une affection cérébrale et non à une maladie de poitrine. En effet, nous trouvons chez celui qui fait le sujet de cette observation, une prédisposition aux maladies de l'encéphale par la surexcitation dont cet organe fut le siége dès l'enfance du jeune Garnier. Sujet aux convulsions dans son bas âge, ce jeune homme, né de parens délicats, annonçait une intelligence naturellement très-développée. C'est donc sous l'influence de cette prédisposition qu'il arrive dans un pays fiévreux, et qu'après une journée brûlante qui a produit une vive irritation sur la pulpe nerveuse cérébro-spinale, il est soumis à l'action pernicieuse de l'effluve marécageuse. Alors se réveille l'ancien appareil de phénomènes nerveux cérébraux; c'est sur cet organe, déjà antérieurement atteint, que l'agent miasmatique opère, que sa fluxion s'établit; alors apparaissent encore ces convulsions auxquelles le jeune G... avait été sujet dans son enfance. A plusieurs reprises, nous les voyons renaître sans aucun amendement de la part des agens thérapeutiques auxquels on avait eu recours pour les combattre. Ce n'est qu'à l'apparition d'une pleuro-pneumonie qu'elles semblent tout-à-coup disparaître; en effet, et cela se comprend facilement, une irritation nouvelle s'étant concentrée sur un nouvel organe, celle-ci a dû vivre (si je puis m'exprimer ainsi) aux dépens de la première; de là cette amélioration momentanée,

4

cet amendement dans l'affection cérébrale, tant que celle de la poitrine a marché. Tout le monde crut, moi-même je partageais cette espérance un instant, que mon jeune malade allait recouvrer la santé lorsque déjà il était beaucoup mieux sous le rapport de la pleuro-pneumonie ; mais cependant je m'aperçus bientôt que nous allions être cruellement trompés. Qui aurait pu prévoir le retour si instantané de l'affection première ? Je me hâtais bientôt de recourir aux moyens de l'entraver, de le prévenir même, mais sans succès, la terminaison ayant été aussi prompte que fâcheuse.

Ici, peut-être, m'accusera-t-on d'avoir eu trop recours au traitement antiphlogistique. A ceux qui pourraient partager cette manière de voir, je dirai : Sur quoi appuyez-vous votre raisonnement ? Le reproche que vous m'adressez, selon moi, ne me parait pas mérité, il n'est fondé sur aucune preuve. En effet c'était, au contraire, ici le cas ou jamais de recourir de prime-abord à un traitement énergique ; il fallait détruire en commençant la phlogose, car elle existait d'une manière trop évidente pour être mise en doute ; les accidens nerveux cérébraux n'étaient point ici sympathiques, puisque l'autopsie nous a révélé des lésions qui ne se rencontrent qu'à la suite des phlegmasies, comme l'injection des membranes, l'inflammation des vaisseaux, le ramollissement de la substance cérébrale ; loin donc de penser que dans cette observation le traitement a pu être nuisible en favorisant la prédominance des symptômes nerveux, je répète au contraire que les évacuations sur lesquelles seules on pourrait faire retomber la faute, n'ont peut-être pas été assez largement mises en usage, car l'autopsie nous a prouvé qu'il y avait encéphalite, affection cérébrale idiopathique et non sympathique, ce qui peut cependant arriver, comme nous allons le démontrer par un second fait.

HUITIÈME OBSERVATION (1).

Pernicieuse convulsive.

Un tuilier de la commune de Sainte-Croix me fit appeler en août 1833, pour un de ses enfans âgé de quatre ans. C'est un garçon sec, vif, bien portant, sujet quelques mois auparavant à des hémorragies nasales. Pour la première fois il est malade, il a des convulsions.

6 août. Je trouve en effet le petit malade couché sur le dos, avec de légers mouvemens convulsifs dans les muscles de la face; ceux des yeux le sont aussi, car ces organes semblent sortir de leur cavité et sont agités de mouvemens lents, il est vrai, mais assez forts pour faire disparaître la prunelle presque en entier. Les dents sont serrées et parfois le corps entier se soulève par un mouvement spasmodique. Le visage est pâle, le pouls faible, la peau au toucher nous paraît généralement froide; les mouvemens du cœur sont imperceptibles.

Prescription. — Les cuisses et les jambes sont enveloppées dans du coton, que l'on recouvre de taffetas gommé. Linges chauds sur le ventre et sur les bras, vessie d'eau chaude sur la poitrine, et lorsque la chaleur reparaît à la peau, que le pouls se relève, que l'organe central de la circulation se réveille, on administre au malade un lavement avec un peu d'huile d'amendes douces, et deux grosses sangsues sont appliquées derrière chaque oreille.

Sept heures après cette première visite, j'en fais une seconde et je trouve alors mon petit malade parfaitement bien; tous les symptômes nerveux cérébraux avaient disparu, il n'accusait qu'un léger mal de tête, voulait se lever, les

(I) Cette observation a été insérée dans le *Journal de Paris* (la Clinique des hôpitaux des enfans).

sangsues avaient abondamment donné, une selle de matières dures avaient été le résultat du lavement, le pouls s'était relevé, et malgré l'évacuation sanguine, il y avait coloration du visage. Je prescris alors une potion antispasmodique (sans opiacés), et ainsi composée :

> Eau de tilleul , onces vj.
> Sirop de Karabé , }
> Sirop de Thridace , } once 1/2.
> Ether sulfurique, gouttes xv.

A prendre par cuillerée d'heure en heure; un autre demi-lavement avec quelques grains de poudre de Valériane est aussi donné.

La nuit fut bonne; il y eut un peu de moiteur, l'enfant reposa.

Le lendemain 7, à midi, les convulsions reparaissent, les symptômes sont les mêmes; l'enfant, avant leur arrivée, est redevenu triste; il s'est plaint d'un léger froid de pieds, il a rejeté un peu d'une panade qui lui avait été donnée en secret. J'attribue ce retour à cette dernière imprudence. (Même traitement, à l'exception des sangsues.) Calme à dix heures du soir.

Les deux jours suivans, 8 et 9, à trois et quatre heures de l'après-midi, nouvelles réapparitions des mêmes phéno-mènes morbides. L'enfant s'est considérablement affaibli dans l'intervalle de ces deux accès; le dernier surtout semble le menacer d'une mort certaine, c'est à peine s'il respire; on ne sent plus son pouls, l'auscultation permet difficilement de reconnaître les battemens du cœur, le re-gard est fixe, la pupille dilatée, la face immobile.

Je n'hésite plus à considérer le retour périodique de ces accidens comme une fièvre convulsive pernicieuse parvenue à son summum d'intensité, et je conseille tout de suite les moyens suivans, s'il y a possibilité d'y recourir :

1° Donner à l'enfant, à deux heures du matin, un petit lavement avec la décoction de

Quina, q. s.
Sulfate de quinine, g̅r̅. viij.

2° Faire à la même heure sous les bras, à la partie interne et supérieure des cuisses, des frictions avec du cérat, dans lequel on a incorporé

Un demi-gros de sulfate de quinine.

3° Si faire se peut, faire avaler à l'enfant, dans un peu de gelée d'orange,

Sulfate de quinine, g̅r̅. ij.

À l'heure indiquée, la position du malade ne paraissant pas aussi alarmante, mon ordonnance est mise à exécution, mais à moitié seulement, le trismus et la gêne de la déglutition n'ayant pas permis l'administration du fébrifuge par le haut.

Le petit malade, cependant, n'a pas repris connaissance. Cette journée du 10 est moins mauvaise que la précédente. Même prescription que la veille pour le lendemain 11, à deux heures du matin. Cette fois, pour que la quinine puisse agir avec plus de promptitude que la veille, deux petits vésicatoires camphrés avaient été appliqués aux cuisses; on les lève le 11 au matin, la plaie est recouverte avec de la quinine légèrement délayée avec de la salive, et un morceau de diapalme abrite le tout.

Le 12, l'enfant va bien, il a toute sa connaissance, je parviens à lui faire avaler dans un peu de gelée d'orange trois grains de quinine.

Le traitement s'arrêta là, parce que la guérison, à partir de ce jour, fut complète.

Réflexions. — C'était la première fièvre pernicieuse convulsive qui se présentait à moi. Au premier abord, je crus

à une affection idiopathique, et le retour des symptômes
cérébraux, le 7 à midi, me parut tenir à l'imprudence
commise par les parens, en donnant une panade à leur
enfant. Cependant le 8, à trois heures, lorsque je vis les
mêmes phénomènes morbides apparaître une troisième fois,
je commençais à croire que je m'étais trompé; le traitement
néanmoins avait été jusque là rationnel, mais l'irritation
congestive se reproduisant périodiquement sur l'encéphale,
une autre médication devait maintenant s'ensuivre; c'était
donc par l'anti-périodique que je devais chercher à la
combattre; j'en fis l'essai qui fut, comme on l'a vu, cou-
ronné d'un plein succès.

Ici, les convulsions n'ont été qu'un effet sympathique,
qu'un symptôme, que le résultat d'une irritation sur la
substance cérébrale, sur la pulpe nerveuse, irritation dont
le retour périodique avait pour cause celle de toutes les
affections pyrétologiques. L'enfant n'ayant pas eu à essuyer
une longue suite d'accès, et par conséquent la cause de la
stimulation de l'organe encéphalique ayant été bientôt arrêtée, le calme a aussitôt succédé au trouble qui commençait à survenir dans les fonctions physiologiques du
cerveau. La fluxion n'avait pas été encore d'assez longue
durée pour produire une profonde altération dans ses propriétés vitales, car ce qui prouve que, malgré toute leur
gravité, les phénomènes morbides observés, n'étaient ici
que nerveux ou sympathiques, c'est la promptitude avec
laquelle l'enfant s'est remis lorsque nous avons eu attaqué
la cause par le fébrifuge.

Qu'il me soit permis de faire ici une remarque importante,
c'est que, quelle que soit la cause des convulsions, qu'elles
tiennent à une indigestion, à une cause morale, comme la
frayeur, la jalousie, à un travail pénible de la dentition, à
la présence des vers dans les intestins, ou à une hypertrophie de l'encéphale ou surcroît de vitalité de ce viscère,
toujours est-il que dans ces différens cas, comme dans celui

que nous venons de citer, la médecine symptômatique serait des plus dangereuses, car pour arriver à un résultat heureux et sûr, il est indispensable que la médication soit en rapport avec la cause.

Je n'ai rencontré que quatre fièvres pernicieuses convulsives dans l'espace de douze années : trois sur des enfans de deux, quatre et onze ans, et le dernier sur un adolescent. Je me suis borné à en rapporter deux ; tous les quatre serviront encore à établir ce qui a déjà été dit par la plupart des auteurs, que c'est surtout chez les enfans que ce genre de fièvre se rencontre.

Par les observations que je viens de rapporter, nous venons de voir que l'apyrexie peut être franchement caractérisée dans la fièvre pernicieuse ; alors, avons-nous dit, elle est intermittente simple ou franche, parce qu'il n'y a pas eu d'altération profonde, de lésion organique proprement dite. Mais lorsque cette apyrexie disparaît, et qu'il y a inflammation d'un viscère quelconque, la fièvre alors est compliquée ou rémittente ; elle est continue avec une phlegmasie dont l'intensité est quelquefois si grande, que l'intermittence nerveuse se trouve masquée.

L'avant-dernier fait semblait déjà se rapprocher de ce caractère, la fièvre tendait à devenir rémittente, et c'est, sans contredit, par ce type qu'elle aurait fini, si la maladie se fût prolongée. Mais la prédisposition du sujet à une phlegmasie du cerveau, par suite d'une irritation première sur cet organe, a favorisé le développement de l'encéphalite avant que la fièvre, d'intermittente, ne fût devenue rémittente.

Insensiblement nous allons suivre les progrès de la congestion irritative sur les différens organes de l'économie, et de simple irritation, la voir passer à l'état de phlogose la plus intense.

Rémittente pernicieuse céphalique.

Le samedi 11 juin 1836, je fus appelé auprès de Mlle J. D...
de Montluel, âgée de vingt-cinq ans, d'un tempérament
sanguin, bien réglée. Sujette aux épistaxis, cette jeune
personne était atteinte d'un commencement d'hypertrophie
du cœur, maladie pour laquelle, trois ans auparavant,
nous l'avions traitée de concert avec deux médecins distingués de Lyon, dont l'un M. Viricel.

A la suite d'une lessive durant laquelle Mlle D... s'était
beaucoup fatiguée, après une journée très-chaude, elle
ressentit, le mardi 7 juin dans la soirée, un léger frisson,
qui fut bientôt suivi d'une chaleur intense avec céphalalgie
sus-orbitaire, sécheresse de la peau, nausées, dégoût,
douleurs lombaires, lassitude générale.

Le mercredi, jeudi et vendredi, au dire de la malade,
son état avait été le même; cependant elle avait remarqué
que chaque soir elle éprouvait un frisson presque imperceptible, que la nuit elle était toujours plus tourmentée,
et que chaque matin un léger mieux apparaissait, mais que
ce moment de calme était de bien courte durée.

Le samedi 11, je vis donc la malade pour la première
fois; il était huit heures du matin. Je la trouvais dans l'état
suivant: visage animé, yeux brillans, cornée terne, sèche,
indice d'une lésion profonde des centres nerveux; pouls
fort, très-accéléré; peau fortement humectée, mais avec
chaleur cuisante, mordicante; la langue était dans son état
normal, les régions épigastrique et abdominale sans douleur
à la pression. Aucune palpitation, rien qui pût faire croire
à un retour du travail anormal dont le cœur avait été le
siége trois ans auparavant; la malade n'accusait qu'une
violente céphalalgie.

Prescription. — Pour le soir, dans le moment du pa-roxysme, quinze sangsues à l'anus, trois applications de moutarde sur les extrémités inférieures, les pieds sont enveloppés avec du coton, recouvert de taffetas gommé; et pour le lendemain dimanche, aussitôt que la malade se trouverait mieux, elle devait prendre en deux fois, à demi-heure d'intervalle, une potion avec

> Eau de tilleul, onces ij.
> Sulfate de quinine, gr. viij.
> Sirop de limons, once 1/2.

Et aussitôt après, on devait lui donner aussi un quart de lavement avec

> Décoction de quina, une verrée.
> Sulfate de quinine, gr. x.
> Poudre de Valériane, gros j.

Mise à la diète la plus rigoureuse, elle ne prenait pour boisson que de l'eau sucrée et de l'eau de seltz avec du sirop de groseilles. Deux lavemens d'eau de mauves avaient été donnés avant celui de quina pour favoriser, par une bonne évacuation, l'absorption de ce dernier.

Cette prescription fut exécutée à la lettre.

Je vis Mlle D... le 12 au matin, à huit heures; elle avait pris les remèdes à quatre, les sangsues avaient peu saigné, la malade cependant en avait de son chef appliqué vingt-cinq. La céphalalgie avait un peu diminué, mais le pouls conservait toujours sa fréquence et sa force, une sueur abondante inondait la malade, le visage était toujours animé; elle ressentait de légères douleurs dans toutes les articulations, l'anxiété était fort grande.

Le soir, même état, même prescription pour le lendemain lundi; la nuit, la malade avait été plus tranquille, elle re-posa un peu sur le matin, et me dit que c'était depuis mardi sa première nuit de repos. Le lundi 13, la malade avait bien pris son lavement de quina sur les cinq heures du matin, mais avait rejeté la potion de quinine, parce qu'elle avait une antipathie contre ce remède. Durant la journée, la fièvre fut toujours assez intense, avec persistance de la céphalalgie, chaleur vive, grande anxiété, et cependant, sur le soir, il y eut un léger amendement, la fièvre fut moins forte la nuit. Je n'avais pu décider Mlle D..., la veille, à continuer le sulfate de quinine, elle le refusa impérieusement à ses parens et à moi; je cédais, mais à la condition que si la fièvre reparaissait on y reviendrait.

Le mardi 14, au matin, elle ne prit donc pas le fébrifuge; la veille déjà on s'était contenté du lavement; aussi le paroxysme de ce jour fut-il plus fort et la nuit très-mauvaise. Je voulus, le mercredi matin 15, revenir au fébrifuge à forte dose; la malade de nouveau s'y refusa. Alors je l'engageais à faire venir de Lyon son oncle, médecin distingué, homme d'un profond savoir.

La nuit du mercredi au jeudi, exaspération de tous les symptômes, céphalalgie atroce, sensibilité des yeux, le jour et la lumière fatiguent Mlle D..., resserrement des pupilles. Les paroxysmes, le soir, se déclarent sans frissons; ils échappent à l'œil même le plus exercé. L'apyrexie du matin disparaît de plus en plus.

Le jeudi 16, à midi, M. le D^r....., oncle de la malade, arrive à midi. Je lui rends compte de la marche de la maladie jusqu'à ce jour; il est entièrement de mon avis, approuve en tout ma conduite, seulement il veut, avant de revenir au fébrifuge, combattre le tempérament sanguin de sa parente, préalablement dégorger le système capillaire artériel et veineux; nous ne pourrions, suivant mon honorable confrère, triompher de cette fièvre, si nous ne faisions précéder par une bonne saignée l'administration nouvelle du fébrifuge.

Je partageais d'autant mieux cette manière de voir, que j'avais moi-même annoncé à la malade, avant l'arrivée de son oncle, que probablement on serait obligé de lui appliquer de nouveau des sangsues ou de lui faire une saignée ; mais j'avais pour mon compte renoncé à d'autres évacuations sanguines, parce que j'avais craint de favoriser la prédominance des symptômes nerveux : ce qui, selon moi, devait infailliblement amener un accès pernicieux. Mon honorable confrère pensa que nous n'avions pas à redouter cela chez sa nièce, puisqu'il n'était survenu encore aucun symptôme cérébral qui pût faire craindre ce résultat, qu'ensuite nous serions toujours maîtres en bridant aussitôt la fièvre.

Il pratiqua, en conséquence, à la malade, une large saignée du bras, et son premier avis fut que le lendemain matin on donnerait sans manquer, comme je l'avais fait, le fébrifuge soit en potion, soit en lavement. Comme il devait passer la nuit auprès de sa parente, il s'était chargé de l'administration de ces remèdes ; il revint cependant de cette idée, et me dit, le soir en me quittant, qu'il aimait mieux attendre l'effet de la saignée avant de donner le fébrifuge, qu'il était possible que le système sanguin désempli, la fièvre se régularisât, ce qui serait bien plus convenable. « Et si nous n'avons plus ensuite le temps, lui dis-je ? » Il rejeta de nouveau mon idée.

La nuit donc qui suivit cette évacuation sanguine fut bonne, la malade fut moins oppressée, elle eut moins de suffocation ; dans les précédentes, il fallait à chaque instant lui donner de l'air, et cependant rien d'insolite ne se passait du côté du cœur.

Satisfait de cette apparence de mieux, mon honorable confrère ne donna pas le vendredi matin le fébrifuge ; il quitta sa nièce à cinq heures du matin, lui ayant laissé la promesse de revenir la voir le lendemain soir (samedi).

A huit heures, moi je vis la malade qui m'assura avoir eu une nuit plus tranquille. Cependant, malgré la saignée, je trouvais le pouls toujours aussi fort, aussi vibrant, la face aussi colorée, la céphalalgie aussi vive, et Mlle D... me parut dans une anxiété aussi grande. C'est sans doute à cause de la persistance de ces symptômes que M. le D^r...., avant de monter en voiture, m'avait invité par écrit à faire appliquer, dans cette journée du vendredi, dix-huit sang-sues sur l'estomac, et par un *post-scriptum* à ouvrir préfé-rablement la veine. Je pris sur moi de renvoyer l'exécution de ce dernier conseil au soir, dans le moment du paroxysme ; j'eus lieu de m'en applaudir, et je renonçais à ouvrir la veine, car le pouls était tout-à-coup tombé ; de fort et plein qu'il était le matin, je le trouvais serré et filiforme, la face était pâle, les traits un peu étirés. Je redoutais l'arrivée d'un accès pernicieux. J'aurai bien administré tout de suite le fébrifuge, mais l'inopportunité du moment ne pouvant plus en second lieu agir, pour ainsi dire, seul, et le refus qu'ensuite j'aurais encore, à coup sûr, obtenu de la malade (car elle avait vu déjà avec le plus grand plaisir suspendre momentanément la quinine par son oncle) ; toutes ces raisons me firent renoncer à l'intention que j'avais de le donner. J'invitais Mlle D... à me faire appeler si elle se trouvait plus mal dans la nuit ; elle n'en fit rien, quoiqu'elle fût au plus mal. Ce ne fut qu'à trois heures que les défaillances, les suffocations devenant de plus en plus fortes, on m'en-voya chercher. A mon arrivée, elle eut encore le temps de me dire que la tête lui éclatait, qu'il fallait lui guérir sa tête, que ses idées se perdaient, qu'elle ne savait plus où elle était. Elle voulait se lever, se sauver, elle voyait des fantômes. J'annonçais à son père le douloureux sacrifice qu'il était appelé à faire ; un homme fut envoyé en toute hâte à Lyon auprès du médecin ; mais à peine était-il parti, que l'ouïe et la vue se perdirent. Mlle D... alors cherchait toujours à prendre des objets imaginaires ; elle reçut l'ex-trême-onction ; à sept heures le râle survint, la poitrine s'embarrassa, une sueur froide apparut et à huit heures elle mourut.

L'autopsie n'a pas été faite par le refus du père de la demoiselle.

Dix heures après la mort, il y eut un écoulement de sang par la bouche et les narines.

Réflexions. — Dans cette observation, les symptômes graves sont bien fournis par l'encéphale; il n'y a pas eu inflammation des méninges, parce que la stimulation de cet organe n'a pas été assez longue, l'absence du délire prouve ce premier point. Il n'y a donc eu que simple congestion sanguine et non phlegmasie de la substance cérébrale. C'était donc le cas, je crois, de continuer l'administration du fébrifuge à forte dose, comme je l'avais fait au début de la fièvre, quitte à développer une véritable phlogose qu'on aurait toujours été à même de combattre lorsqu'on aurait été maître de l'intermittence nerveuse.

Si la malade, qui déjà, le 12 et le 13, s'était bien trouvée de mes prescriptions, n'eût pas montré une opposition si grande à les suivre toujours, en luttant contre la cause de l'innervation par le spécifique antipériodique, je serais, je crois, arrivé à prévenir ce qu'une marche contraire me semble avoir favorisé, la prédominance des symptômes nerveux. C'était ici, j'en conviens, le cas de recourir aux évacuations sanguines, le tempérament sanguin de la malade en faisait presqu'un devoir; mais, chez elle, la prédominance du système nerveux m'avait retenu, et l'expérience, je ne crains pas de le dire, que j'ai acquise sur les fièvres de notre pays me faisait craindre ce que ce j'avais prévu et ce qui est arrivé.

Quant à la suite du traitement anti-phlogistique énergique auquel avait été soumise Mlle D..., je vis le pouls se maintenir chez elle toujours aussi fort, aussi plein; j'en tirais, pour elle, une conséquence fâcheuse. J'appelle l'attention des praticiens sur ce point d'un intérêt pratique immense; aucun, jusqu'à ce jour, n'en a fait la remarque.

Après une ou deux évacuations sanguines, dans une fièvre rémittente (surtout comme celles qui règnent dans la localité que j'habite), si le pouls conserve toujours sa force, n'insistez pas, cessez de tirer du sang, recourez au contraire bien vite au fébrifuge.

Une remarque très-importante et que je crois ne pas devoir passer sous silence, m'en étant assuré plusieurs fois, c'est cet état de calme apparent mais trompeur qui survient dans l'accès qui suit les évacuations sanguines; le premier est, en effet, toujours moins intense; mais le second, le troisième, bien rarement; le quatrième est mortel.

Il est probable qu'au moment de la mort, par suite du trouble de la circulation ou d'une réaction du mouvement fébrile sur le cœur, du désordre général dans les fonctions, il se sera opéré une rupture dans l'une des cavités de cet organe; ce n'est qu'ainsi que peut s'expliquer l'écoulement sanguin qui s'opéra par la bouche et les narines quelques heures après la mort (1).

Déjà nous avons vu dans cet exemple le retour des paroxysmes s'établir périodiquement chaque soir, et la rémission apparaître sur le matin; cherchons encore à démontrer d'une manière plus claire, plus sensible, ce phénomène de la périodicité.

DIXIÈME OBSERVATION.

Pernicieuse rémittente gastro-céphalique ou méningite.

Au mois d'octobre 1833, une femme de la commune de Beynost, Marie Ballu, âgée de trente-sept ans, d'un tempérament nervoso-sanguin, adonnée à la boisson, d'un naturel irascible, fortement réglée, est prise, quelques jours après un malaise général avec lumbago, d'un accès de fièvre des plus violens. Il a été précédé par un tremblement

(1) Dans ce cas, l'autopsie aurait dû révéler une communication entre les bronches ou l'œsophage, ou bien cette hémorragie, comme l'a pensé un médecin distingué, n'a été qu'un effet cadavérique qui se rencontre fréquemment.

général, suivi bientôt d'une chaleur sèche, brûlante, avec céphalalgie fronto-occipitale des plus fortes, grande sensibilité de la vue, injection du visage, langue sèche, d'un rouge vif à sa pointe, vomissemens bilieux, pouls fort, accéléré, la région épigastrique est sensible au toucher.

Prescription. — Quinze sangsues sur l'estomac, cataplasmes de farine de lin sur cette région, limonade, lavement simple, diète.

Le 10, à quatre heures du matin, la malade est mieux; le mal de tête est moins fort, les vomissemens ont cessé, le pouls cependant est toujours à 98; la langue, moins rouge à son extrémité, est recouverte d'un enduit limoneux; les urines sont rares et rouges avec sédiment briqueté, s'attachant au fond du vase, la peau toujours sèche..

A six heures du soir, le paroxisme apparaît; il est annoncé par une céphalalgie des plus intenses, par des vomissemens bilieux avec une soif ardente sans sécheresse à la langue, le pouls est plus développé (106 p.), la peau est brûlante, toujours sèche.

P. — Dix-huit grains d'ipécacuanha à prendre le lendemain matin, même boisson, vésicatoires camphrés aux jambes.

Le 11, entre quatre et cinq heures du matin, léger amendement dans les symptômes; le pouls est revenu à 98, la malade prend le vomitif dont le résultat est une abondante évacuation de bile par le haut, suivie de plusieurs selles séreuses, dans lesquelles on remarque deux ascarides lombricoïdes.

A sept heures du soir, élévation du pouls, coloration du visage, chaleur générale très-intense, sécheresse de la langue, soif vive, urines rares, légère tuméfaction du ventre, yeux vifs, brillans, céphalalgie occipitale très-grande, qui cède un peu sous l'influence de plusieurs applications de moutarde.

Le 12, la rémission n'apparaît qu'à huit heures du matin;

pouls à 96 p.; à six heures du soir, il donne 109 p.; nuit mauvaise, agitation, grande rêvasserie.

P. — Mieux le 13 au matin, même état que la veille, même nuit. (Compresses d'eau vinaigrée sur le front, vingt sangsues aux apophyses-mastoïdes, lavement laxatif, les vésicatoires donnent.)

Les 14 et 15, persistance de la céphalalgie et de tous les autres symptômes, avec une rémission légère sur le matin et une intensité plus grande le soir ; la première arrive plus tard, les paroxysmes plus tôt.

Le 16, à dix heures du soir, la fièvre fut très-forte ; la malade eut un violent délire avec des gesticulations violentes ; elle était furieuse, jurait, criait, voulait se lever, injuriait tous ceux qui l'entouraient ; impossibilité de la saigner, synapismes aux extrémités, vessie d'eau froide sur la tête, on l'attache dans son lit ; et, le 17 au matin, la femme B... étant plus calme, je lui ouvre la veine malgré la petitesse du pouls. Toute cette journée, la malade se trouve assez bien ; elle priait instamment qu'on lui donnât à manger ; une voisine a l'imprudence de la satisfaire, elle mange une soupe de raves, boit un verre de vin.

A cinq heures du soir, frissons, délire, tantôt la malade rit aux éclats et tout-à-coup elle pleure ; son regard est brillant, animé ; elle entre en fureur, sort de son lit, s'arme d'un bâton, descend du premier au rez-de-chaussée où plusieurs personnes se trouvaient à boire ; j'arrivai, comme on venait de s'emparer d'elle. C'est contre moi maintenant qu'elle tourne sa colère, elle m'accable d'imprécations ; je la fais attacher. Glace pilée, douches d'eau froide sur la tête.

Voyant que le traitement anti-phlogistique ne parvenait pas ici à diminuer l'inflammation des méninges, à régulariser cette fièvre, à favoriser la rémission, et qu'au contraire le retour périodique de la concentration nerveuse ne faisait qu'augmenter l'affection cérébrale, je crus devoir m'arrêter.

Je ne poussais donc pas plus loin les évacuations sanguines, et tout aussitôt je prescrivis pour le lendemain 18, à cinq heures du matin :

Sulfate de quinine, $\overline{gr}$. xv,
à prendre en deux fois dans eau de tilleul, onces ij,
avec laudanum de Sydenham, gouttes x.

J'y ajoutais un quart de lavement composé aussi de

Sulfate de quinine, $\overline{gr}$. xx.
Poudre de valériane, 3 j. pour une verrée de véhicule.

Cette médication fut suivie d'un changement aussi heureux que prompt. Cette nuit du 18 fut bonne, c'est-à-dire que la fièvre fut beaucoup moins forte (95 p.); la malade n'eut pas de délire, elle ne se plaignit que d'une sécheresse à la bouche, d'une ardeur au gosier, d'une grande soif (résultat de l'action tonique du sel exotique sur la muqueuse de l'estomac.) Limonade gazeuse, fomentations calmantes sur l'épigastre. Les urines sont toujours rouges et briquetées.

Le 19 au matin, même lavement de quina que la veille, absence de fièvre, légère moiteur, la malade prend deux cuillerées de sirop de quina. Le soir paroxysme faible, reparaissant chaque soir pendant quatre à cinq jours encore, mais qui cesse entièrement sous l'influence du fébrifuge que j'avais continué en lavement seulement.

Le 24, la femme B... fut entièrement rétablie; elle resta long-temps encore dans une grande prostration, mais elle finit par obtenir une guérison parfaite.

Réflexions. — C'est la muqueuse de l'estomac qui a été, dans cet exemple, le siége primitif de la phlogose. De cet organe, elle s'est propagée au cerveau et à ses enveloppes; c'est à une seule application de sangsues sur l'épigastre que ce changement a été dû. Sous l'influence d'une irritation peut-être déjà ancienne, mais légère, la muqueuse de l'es-

5

tomac a donc été la première le siége de la fluxion, de la congestion; mais promptement attaquée, une réaction s'est opérée sur la pulpe cérébro-spinale et sur les enveloppes, y a déterminé un travail inflammatoire dont l'intensité allait chaque jour croissant, malgré que le traitement anti-phlogistique eût été aussi assez énergiquement employé contre elle. Poussé plus loin, la malade succombait infailliblement; il fallait, comme je l'ai fait, s'attacher à combattre l'intermittence nerveuse dont le retour périodique augmentait la phlogose à chaque retour.

La rémission a été aussi, pour ainsi dire, plus franche, plus longue que dans l'observation précédente; nous l'avons vue chaque matin se déclarer par un amendement notable dans l'ensemble des symptômes généraux, mais surtout par un abaissement sensible de température et une diminution dans l'état, dans la force du pouls.

A six heures donc du matin, apparition de cette rémission jusqu'au soir; alors retour du paroxysme, de l'intermittence nerveuse de la fièvre intermittente qui venait se joindre au mouvement fébrile continu, l'augmenter, l'accroître durant toute la nuit.

C'est ici le cas où la rémission est la plus longue, puisque sa durée a été de douze heures; mais déjà dans l'exemple suivant nous la verrons diminuer.

ONZIÈME OBSERVATION.

Rémittente pernicieuse méningite.

Un homme du Dauphiné étant venu, dans l'automne de 1837, battre le blé en Bresse, fut pris, après avoir été toute une journée exposé la tête découverte aux rayons brûlans du soleil, d'un violent mal de tête, avec nausées, douleurs de reins, courbature générale.

Six jours s'étaient passés lorsqu'il demanda à entrer et fut

admis à l'hôpital de Montluel dans le courant d'août. C'est
un jeune homme de trente-quatre ans, d'un tempérament
sanguin, d'une constitution athlétique.

Le 25, à ma visite, pouls plein, dur, visage animé, céphalalgie intense, langue naturelle mais sèche, soif ardente.
(Limonade, saignée de seize onces.) Le soir, à huit heures,
frissons dans les bras et le long de l'épine dorsale; ils sont
bientôt suivis d'une chaleur intense avec loquacité, délire.
(Des synapismes sont promenés sur les extrémités inférieures.) Cet état dure toute la nuit, et le matin le malade
reprend sa connaissance; il urine abondamment, mais se
plaint toujours d'un violent mal de tête et d'une grande
chaleur. Hémorrhagie nasale qui dure deux heures. C'était
le 26, à neuf heures. Je lui fais appliquer vingt sangsues
derrière les oreilles; on lui couvre le front avec des compresses trempées dans de l'oxycrat à la glace. (Deux vésicatoires camphrés sont appliqués aux jambes, et les pieds
sont enveloppés avec du coton que l'on recouvre de taffetas
gommé.

A trois heures, chaleur intense, sécheresse de la peau,
grande agitation, douleur de tête insupportable, respiration
courte et précipitée; le malade veut s'habiller. A dix heures,
l'infirmier le quitte un instant, il saute à bas de son lit,
court par la salle, mais repris aussitôt, il est attaché.
Appelé, je prescris quinze nouvelles sangsues sur les jugulaires.

Le calme ne reparait que le lendemain à dix heures du
matin. Je fais alors donner vingt-quatre grains de quinine
en potion, et par rapport à l'absence des selles depuis
l'entrée du malade à l'hôpital, on lui fit prendre un lavement avec deux onces de miel de mercuriale.

Comme je prévoyais la violence de l'accès suivant, je
conseille de faire administrer le malade. En effet, à midi,
froid général, lividité de la face, et au bout d'un quart
d'heure, délire furieux, cris, mouvemens convulsifs dans

le bras droit, carpologie; tremblemens des doigts, soubres-
sauts des tendons. (Vessie d'eau froide sur la tête, synapismes
aux extrémités.)

Le 28 au matin, même état, la face est pâle, les traits
altérés, le malade est dans une forte prostration, il est assis
sur son lit, cherche en tremblotant à saisir des objets imaginaires, veut encore se lever, et jure contre ceux qui l'en
empêchent. (Un lavement avec vingt-quatre grains de
quinine, unie au camphre et à la valériane, est donné à
neuf heures.)

A deux heures, affaissement général, balbutiement, pouls
imperceptible, face cadavéreuse, strabisme, extrémités
froides, grande dyspnée, râle et mort à six heures.

Nécroscopie. — Epaississement, rougeur de l'arachnoïde,
légères adhérences avec la boîte osseuse, injection des
vaisseaux des méninges cérébrales et de la substance du
cerveau. Il en est de même de ceux de la pie mère qui enveloppe la moëlle épinière depuis sa naissance jusqu'à la
première vertèbre dorsale. Une légère exsudation purulente
existait dans la longueur de la moëlle entre l'arachnoïde et
la pie mère; celle-ci était plus prononcée que celle que l'on
remarquait aussi entre ces deux membranes dans la cavité
cranienne. La pie mère de la moëlle était surtout rouge,
injectée, épaissie. La moëlle ne nous offrit, au reste, rien
de particulier dans sa couleur et sa consistance.

Réflexions. — L'administration du fébrifuge n'a pu dans
cette fièvre maîtriser l'intermittence, le mouvement nerveux; le malade s'était procuré trop tard les secours de
l'art. Durant six jours, la fluxion périodique s'était concentrée avec la plus grande intensité sur les enveloppes du
cerveau et de la moëlle épinière, sans qu'aucune médication
n'eût été dirigée contre elle; sa violence a été telle en
débutant, qu'il y a eu phlogose presque immédiatement.
L'action tonique de l'agent thérapeutique du Pérou a été
nulle; mais quoique convaincu de son insuccès dans un cas

semblable, l'état du malade me paraissant désespéré, j'en tentais l'administration.

Pénétrons-nous donc bien de cette vérité, c'est que, dans une fièvre rémittente pernicieuse, plus la fluxion, la congestion périodique se fera avec intensité à ses débuts, plus la phlogose apparaîtra avec promptitude et plus celle-ci sera forte, moins la quinine opérera; tout au contraire son action irritante deviendra alors une cause de plus en faveur du progrès de la phlegmasie. Le pyrétologiste devra donc, lorsqu'il sera appelé à temps, chercher à ne pas laisser échapper le moment opportun d'agir avec espoir de succès; il devra s'attacher, par une médication convenablement dirigée contre l'ensemble général des phénomènes morbides, à régulariser la marche de la maladie, et ne pas attendre que la désorganisation soit trop grande, parce qu'alors, avec l'arme la plus sûre notre art reste impuissant devant un ennemi aussi redoutable.

Tant qu'il n'y aura qu'une légère irritation, une simple stimulation, tant qu'un organe important n'aura pas été profondément lésé dans ses propriétés vitales, nous serons toujours sûrs de triompher. En partant de ce principe, nous tirerons donc les conclusions suivantes :

1° Qu'il vaut toujours beaucoup mieux donner le fébrifuge trop tôt que trop tard.

2° Que son action sera certaine toutes les fois qu'il n'y aura que simple stimulation, légère irritation, congestion sanguine plutôt que phlegmasie.

3° Que dans ce dernier cas la réussite sera encore en raison inverse de l'intensité, que plus elle sera réitérée, vive, foudroyante, moins les chances de guérison seront grandes.

Nous venons de parcourir les différentes espèces de fièvres rémittentes pernicieuses dont le siége est dans la tête. Dans aucune l'anatomie pathologique ne nous a révélé des traces aussi évidentes d'un travail anormal dans cet organe (le cerveau), du trouble de ses fonctions, d'une lésion dans ses propriétés vitales, comme la fièvre rémittente pernicieuse méningite. Dans toutes les ouvertures de cadavres que j'ai faites chez les sujets qui ont succombé à des fièvres pernicieuses rémittentes dont le siége était dans le cerveau, c'est toujours à la suite de celles dont je parle que les traces physiques de la désorganisation ont été le plus évidentes. J'ai eu occasion de m'assurer cinq fois de l'existence des lésions cadavériques que j'ai signalées dans cette dernière observation. Constamment la moëlle épinière et ses enveloppes surtout, m'ont paru avoir fortement participé au désordre dont le cerveau seul semble être atteint. Ici, on rencontre donc les effets du symptôme qui a dominé dans la maladie, de la phlogose des méninges; mais il n'en est pas toujours de même, et malgré les progrès de l'anatomie pathologique, nous ne sommes pas arrivés encore à pouvoir reconnaitre aujourd'hui les lésions du système nerveux, principalement atteint dans ces fièvres : le plus souvent ces lésions nous échappent. La main la plus exercée, l'œil le plus pénétrant, la constance la plus absolue échouent, l'anatomiste, en un mot, le plus zélé, ne peut encore arriver à soulever le voile qui nous cache les traces que laissent après elles toutes les maladies qui dépendent du système nerveux, des névroses. Plus tard, peut-être, l'homme avide de science, pour seconder ses efforts, s'entourera de tous les moyens qu'il croira capables de le faire arriver à la vérité; plus tard, peut-être, à l'aide des instrumens d'optique, du microscope, l'anatomiste finira-t-il par découvrir entre la névrologie chez l'homme sain et la névrologie du sujet qui aura succombé à une maladie dépendant du système nerveux, peut-être finira-t-il, dis-je, par découvrir ce qui existe, mais qui échappe malheureusement encore à tous nos moyens d'investigation, les effets de ces maladies.

Après cet ensemble de phénomènes nerveux, de symp-

tômes graves qui frappent avec une si grande intensité
durant la vie les sujets atteints de fièvres rémittentes pernicieuses, on devrait s'attendre à rencontrer après leur
mort des altérations profondes dans leur organisation, et
cependant, le plus souvent, nulle trace d'une aussi terrible
affection n'apparaît aux yeux du médecin, les observations
6ᵉ et 10ᵉ en sont une preuve ; c'en est une aussi de plus en
faveur de notre manière de voir qui nous porte à considérer
les fièvres rémittentes pernicieuses comme des névroses
tantôt franches, tantôt mixtes.

La mort, dans une de ces fièvres, pourra donc arriver
par l'effet d'une congestion séreuse, sans qu'il y ait eu
phlegmasie de la substance cérébro-spinale ou de leurs
enveloppes, congestion séreuse qui proviendra alors de la
surexcitation nerveuse seule ; nous l'avons déjà démontré.
Cette opinion semblerait, au reste, avoir été déjà partagée
par d'autres que par moi. Fodéré dit : « Un soldat conva-
« lescent d'une fièvre pernicieuse, effrayé par le feu qui
« s'était déclaré dans une salle, ayant voulu fuir, fut, en
« prenant la position verticale, frappé subitement de
« mort. »

Il y a donc eu dans cet exemple congestion séreuse,
instantanée, subite, par suite de la lésion profonde des
grands centres nerveux, et tout aussitôt extinction des
propriétés vitales.

Dans cette dernière observation que je viens de rapporter
de fièvre rémittente pernicieuse méningite, nous ne rencontrons déjà plus qu'une rémission de sept heures ; c'est
à neuf qu'elle apparaît et le paroxysme à trois. Poursuivons
de plus en plus nos recherches et nous verrons le phénomène physiologique de la périodicité s'éloigner, les accès se
rapprocher, et leur progression seule finir un peu plus tard
par constituer la fièvre pernicieuse sub-intrante, la plus
grave de toutes.

SECTION III⁰.

DESCRIPTION DES FIÈVRES PERNICIEUSES DONT LE SIÉGE EST
DANS LA POITRINE.

—

DOUZIÈME OBSERVATION.

Rémittente pernicieuse singultueuse.

Mlle Joséphine Simonnet, fille d'un ancien confrère de la
localité que j'habite, après une émotion très-vive qu'elle
ressentit à la lecture d'une lettre anonyme qu'elle avait
reçue, fut prise, le 24 janvier 1837, d'un hoquet avec
mouvemens convulsifs des membres et des muscles de la
face.

Agée de vingt-trois ans, d'un tempérament nervoso-
sanguin, Mlle Simonnet avait, cinq ans auparavant, éprouvé
une maladie d'une nature déjà nerveuse, dont quelques
symptômes s'étaient rapprochés, m'a-t-on dit, de ceux du
tetanos; elle était restée six mois malade.

Depuis cette époque, cette jeune personne n'avait jamais
été bien portante; sous l'influence d'une irritation chronique du canal intestinal, ses digestions étaient restées
laborieuses, elle avait habituellement le ventre tuméfié.

Appelé dans la nuit du 24 au 25 janvier, je trouvais
Mlle S... dans l'état suivant : visage animé, mouvemens
convulsifs des muscles de la face et des membres, pupilles
contractées, insensibilité de la rétine et perte de l'ouïe,
langue très-sèche et d'un rouge cerise très-prononcé dans
son pourtour, région épigastrique très-douloureuse, point
dans la région précordiale, hoquet des plus forts. Le ventre
est météorisé, douloureux dans la fosse iliaque gauche, la
percussion fait entendre un bruit analogue à celui que donne
la tympanite, légère fréquence dans le pouls.

Prescription. — Douze sangsues sur l'estomac, cataplasmes de farine de lin, embrocations sur le ventre avec de l'huile de morphine, potion calmante à prendre par cuillerée d'heure en heure, moutarde sur les extrémités inférieures, coton aux pieds, on le recouvre de taffetas gommé.

Le 25, dans la matinée, l'état de la malade est le même; tout ce qu'elle prend est rejeté, la potion calmante, l'eau de fleurs d'oranger pure, quelques gouttes d'éther sur du sucre, rien ne parvient à calmer le hoquet; il semble au contraire augmenter, lorsque après bien des efforts la malade, parvenant à vaincre la constriction qu'elle ressent au gosier, quelques gouttes de liquide arrivent dans l'estomac; alors les douleurs du ventre augmentent, elles sont intermittentes et produisent un spasme tel dans les fibres musculaires des parois abdominales, qu'au toucher elles offrent la résistance de la pierre; la douleur passée, le spasme musculaire cesse, mais on sent très-distinctement celui de l'intestin qui se dessine au travers des parois; en promenant la main dessus, on produit un bruit sonore qui provoque chez la malade l'expulsion par la bouche d'une assez grande quantité de flatuosités. La malade cependant a repris connaissance, elle accuse une douleur violente dans l'estomac et dans toute la région latérale gauche de l'abdomen.

Dans la soirée le hoquet augmente, le pouls est à 120 pulsations; les cataplasmes sont arrosés avec du laudanum, une nouvelle potion calmante est ordonnée, et la malade prend un lavement avec de l'eau de graines de lin, à laquelle on a ajouté deux onces de manne. (Il n'y avait pas eu de selles depuis trois jours.)

Nuit très-mauvaise.

Le 26, à six heures du matin, léger mieux, la langue est cependant dans le même état qu'avant la première évacuation sanguine, même rougeur, même sécheresse. Deux selles ont eu lieu dans la nuit.

P. — Nouvelle application de quinze sangsues sur l'estomac, fomentations sur le ventre, et le soir administration d'un lavement d'assa-fœtida.

A une heure, exaspération de tous les symptômes, le hoquet et les douleurs abdominales augmentent.

Le 27, à onze heures du matin, mieux. Les deux derniers symptômes durent néanmoins toute la journée. (Les frictions, les cataplasmes, les fomentations, les calmans continuent à être mis en usage.) A une heure, retour des paroxysmes ; nuit toujours très-mauvaise.

Le 28 au matin, sur les onze heures, calme, légère moiteur, la langue commence à perdre de sa rougeur et s'humecte un peu ; le pouls, quoique toujours assez fort et accéléré, n'est qu'à 92 pulsations. La constriction de l'œsophage est moins grande ; le hoquet continue bien toujours, mais à des intervalles plus éloignés ; le ventre est toujours météorisé, et à un pied ou deux du lit de la malade, on entend un bruit de gaz dans les intestins.

Dans la journée un chien étranger que l'on s'efforce de chasser de la maison, arrive dans la chambre de la malade qui, se trouvant seule, prend peur. De là exaspération de tous les symptômes, surtout dans la nuit. Les choses marchent de même jusqu'au 31 janvier. Les sangsues et antispasmodiques étant restés sans effet sur le hoquet, je fais appliquer un large vésicatoire sur l'estomac. J'ai recours à l'extrait gommeux d'opium pour procurer un peu de sommeil à la malade, parce que, par suite d'une agrypnie de plusieurs jours, elle accusait des douleurs violentes dans les orbites.

Dans la nuit du 1er au 2 février je suis appelé : Mlle S... était dans un état alarmant. Le hoquet était fort et continuel, la respiration suspirieuse, la face cadavéreuse, la malade se sentait défaillir à chaque instant, deux personnes la soutenaient sur son lit, sur lequel elle ne pouvait rester étendue ; ce n'était que fortement inclinée en avant qu'elle éprouvait moins de souffrance ; les mains étaient froides, le pouls petit, accéléré. Dans la soirée, il y avait eu un léger et très-court froid de jambes.

Considérant l'état de Mlle S... comme un véritable accès de fièvre pernicieuse, j'ordonnai tout de suite un quart de lavement avec

Sulfate de quinine, gr. xv.
Poudre de valériane, 3 j.
Pour décoction de quina, q. s.

Il devait être pris aussitôt que la malade serait mieux, ce qui arriva à onze heures du matin le 2. A trois heures, léger frisson, retour du paroxysme, mais beaucoup moins fort que la veille; il en fut de même le jour suivant. Je continuais le fébrifuge, seulement en lavement, parce que je redoutais son action sur la muqueuse de l'estomac. Sous l'influence de ce traitement, la rémission se prononça de plus en plus, le hoquet disparut bientôt et avec lui les douleurs abdominales, la langue reprit insensiblement son état normal, ainsi que le pouls. Peu de temps après, la malade fut mise à l'usage du bouillon de poulet, et la convalescence arriva une quinzaine après.

Réflexions. — L'irritation cérébrale qui s'annonce au début de la maladie ne peut être considérée que sympathiquement produite par la phlegmasie de la muqueuse intestinale. L'encéphale n'a pas été ici le siége de l'irritation congestive; il n'y a pas eu cérébrite, c'est de l'estomac que sont partis les principaux phénomènes que nous avons remarqués. Il y a donc eu inflammation évidente des voies digestives, compliquée d'accès pernicieux. Ceux-ci, je le crois, se sont développés sous l'influence des évacuations sanguines qui ont pu déterminer la prééminence du système nerveux, ou la surexcitation de celui-ci a-t-elle tenu à la cause morale, à la frayeur que Mlle S... avait éprouvée à la vue d'un chien qui avait pénétré dans sa chambre. Quoi qu'il en soit, ce n'est que lorsque les paroxysmes sont devenus le plus violens, que nous avons remarqué une suite mieux suivie dans leur marche, une espèce d'apyrexie, une rémission.

Le traitement que j'ai employé les premiers jours pour combattre cette maladie a été tout antispasmodique, parce qu'alors le symptôme principal et le souvenir de l'ancienne affection dont Mlle S... avait été déjà atteinte les années précédentes, me portaient à considérer celle-ci comme provenant essentiellement du système nerveux; ce fut en vain, j'échouai, et il me fallut recourir à une autre médication, celle du fébrifuge, dont la parfaite réussite ne peut maintenant me laisser aucun doute sur l'ensemble des phénomènes de cette affection que j'ai cru devoir ranger au nombre des fièvres pernicieuses, avec la dénomination de *singultueuse*.

TREIZIÈME OBSERVATION.

Rémittente pernicieuse pleurétique.

Chaudi, tisserand à Montluel, âgé de soixante-six ans, après quelques jours de malaise, est pris dans la nuit du 7 mars 1837, d'un point sous le sein gauche avec dyspnée, toux sèche, douloureuse.

Le lendemain 8, appelé pour donner mes soins au malade, je le trouve assis sur son lit, respirant avec peine, et accusant à chaque inspiration une douleur aiguë à la partie moyenne, antérieure et latérale gauche de la poitrine. Le visage, sans la coloration vive des pommettes, n'offre rien à noter, la langue est sèche, le pouls dur donnant cent dix pulsations.

Prescription. — Quinze sangsues sur le siége de la douleur, cataplasmes de farine de lin, tisane de fleurs béchiques, looch avec oxymel scillitique, once 1/2, à prendre par cuillerée d'heure en heure.

A huit heures du soir, le pouls s'est élevé à cent vingt pulsations, la douleur de côté est la même; elle s'accroît sous la double influence de la toux et de la respiration; la soif est plus vive, le malade plus agité; il se plaint que la tête aussi lui fait grand mal; sa peau est sèche et brûlante, ses urines rouges et en petite quantité.

Le 9, Chaudi éprouve un peu moins de douleur dans le côté; il tousse en conséquence avec plus de facilité, la percussion donne un son très-mat à gauche, latéralement dans l'intervalle des quatrième et cinquième vraies côtes; plus bas la poitrine est sonore, bruit respiratoire, râle bronchique partout, si ce n'est dans l'endroit où la matité existe; là la respiration ne s'entend pas. Le pouls est toujours fréquent.

A une heure après midi, exaspération de tous les symptômes, augmentation du point pleurétique, respiration courte et précipitée, pouls fort à 124 pulsations, épistaxis d'une heure. (Vingt sangsues sur le côté, cataplasmes, tisane béchique, deux vésicatoires camphrés aux jambes.)

A dix heures du matin, le 10, l'état du malade est le même; même intensité dans les symptômes, si ce n'est une moins grande dyspnée, avec diminution sensible de la douleur du côté. La percussion annonce une matité moins prononcée à l'oreille; il y a toujours absence de la respiration, la toux est moins fréquente, mais encore sèche et douloureuse, les urines conservent leur rougeur.

Looch avec kermès minéral, $\overline{\text{gr. iv.}}$

A midi, frisson général, immédiatement suivi d'une grande chaleur avec vive anxiété, céphalalgie orbito-frontale, le malade ne peut avoir sa respiration; dans la nuit le délire survient, le pouls est toujours à 120 pulsations.

Moutarde aux extrémités, 20 grains de sulfate de quinine à prendre le lendemain, aussitôt l'apparition d'un léger mieux.

Cessation du délire le 11, à huit heures du matin, mais persistance de tous les autres symptômes au même degré. La langue est sèche, le malade néanmoins prend le fébrifuge, le pouls conserve sa fréquence et sa dureté; un large emplâtre stibié est appliqué sur le côté, siège de l'épanchement. A onze heures, prostration instantanée, face pâle et décomposée, pouls faible, petit, serré; froid des extrémités. (Infusion très-chaude de thé, peaux de lapins aux pieds, frictions chaudes avec l'alcool camphré sur les jambes et les bras.) Le malade est ensuite enveloppé dans une couverture de laine très-chaude, et après une demi-heure, le travail de la réaction s'opère, le pouls se relève un peu, la chaleur revient à la peau, et avec elle l'anxiété, le délire; le malade veut sans cesse se découvrir, bientôt une sueur abondante survient, et le 12 au matin on parvient à faire prendre encore à Chaudi 24 grains de sulfate de quinine et la même dose en lavement.

La nuit suivante fut moins mauvaise.

Le 13, le malade prit un second lavement avec

Sulfate de quinine, g̅r̅. xx.
Camphre, g̅r̅. vj.
Décoction de quina, q. s.

Les 14, 15 et 16, absence de la fièvre durant la journée, Chaudi n'en ressent tous les soirs qu'une légère atteinte; il est mis à l'usage du sirop de quina donné le matin à jeun dans une infusion de petite centaurée, la décoction seule de quina est continuée en lavement, et insensiblement ces faibles paroxysmes disparaissent complètement.

Le malade long-temps a conservé une toux sèche, ce qui m'a déterminé à lui appliquer un cautère au bras; à l'aide de ce moyen et de plusieurs vésicatoires volans qui, à la chûte de l'emplâtre, furent successivement appliqués sur le côté; par le calomel administré à haute dose, je parvins à obtenir une résorption parfaite de l'épanchement. Chaque jour l'exploration du côté malade donnait par la percussion moins de matité et par l'auscultation on pouvait également bien s'assurer du retour de la respiration dans le parenchyme pulmonaire. Au bout d'un mois le malade put se livrer à ses occupations.

Réflexions. — Ici, le point sur lequel la fluxion s'est opérée, sur lequel l'irritation s'est concentrée, est probablement la plèvre costo-pulmonaire. L'absence cependant des crachats sanguinolens prouve que la phlegmasie ne s'était pas étendue au poumon. La grande dyspnée et la douleur si intense que le malade ressentait au début de l'affection (puisqu'elle s'opposait au mouvement des parois thorachiques), nous la montrent tout de suite avec le caractère aigu, caractère qui ne s'est point démenti sous la puissance du traitement anti-phlogistique, et que la concentration nerveuse, son intermittence, son retour périodique semble au contraire avoir maintenue. Ce n'est que lorsque je vis l'ensemble général des fonctions participer à l'état d'innervation des organes, que je me suis aperçu du collapsus nerveux, de l'affaissement général du malade, que j'ai compris qu'il fallait m'adresser tout de suite à cette prédominence du système nerveux pour chercher à arrêter son influence pernicieuse. Ce n'est en effet que lorsque je me suis mis en mesure de combattre la fièvre intermittente, que la phlegmasie, le mouvement fébrile continu a disparu. Il était temps, car il n'y avait presque plus déjà de rémission ; la progression des accès tendait à la faire devenir sub-intrante, ce qui aurait eu lieu très-prochainement si le malade eût pu résister encore à deux ou trois accès.

QUATORZIÈME OBSERVATION.

Rémittente pernicieuse pleuro-pneumonique.

Au mois de décembre dernier (1841), après des pluies continuelles qui durèrent deux mois, nous eûmes des ma-

ladies fort graves dans la commune de Bressoles. Beaucoup
d'enfans furent atteints d'une fièvre typhoïde, rémittente
chez quelques-uns; dans ce dernier cas, le fébrifuge, administré par le bas, me donna des succès constans. Quelques
grandes personnes succombèrent à des fièvres rémittentes
pernicieuses céphaliques, ou compliquées de pleuro-pneumonie. Ces dernières affections m'ont paru tenir à la transition brusque de température à laquelle s'exposaient les
habitans de cette commune. Agglomérés dans de petites
chambres fortement chauffées par un poële toujours rouge,
ils contractaient dans cette étuve sèche et brûlante une
irritation première du cerveau qui s'annonçait par de la
céphalalgie; sortant ensuite de chez eux, et s'exposant par
leurs travaux à l'influence de l'atmosphère alors humide et
froide, recevant la pluie et souvent les pieds mouillés, ils
étaient pris de frissons, de courbatures, le mal de tête
augmentait, et la fièvre une fois déclarée, elle ne faisait que
s'accroître; le délire bientôt apparaissait, et en peu de temps
les malades succombaient.

Dans le même moment, nous eûmes aussi, comme je
viens de le dire, des rémittentes pernicieuses avec pleuro-
pneumonie.

Marie Gouverneur, fille d'Ennemond (de la commune de
Bressoles), étant à laver la lessive, reçoit la pluie durant
la journée entière du 7 décembre. Elle est âgée de vingt-deux
ans, d'un tempérament sanguin, fortement constituée et
bien réglée.

A midi, ce jour-là 7, revenant pour dîner, elle change de
linge, éprouve quelques frissons, se chauffe, mange avec
dégoût, puis retourne laver tout l'après-dîner, durant
laquelle elle se mouille de nouveau complètement. Le soir,
en rentrant, elle refuse toute nourriture, se plaint d'être
bien fatiguée; elle a, dit-elle, un violent mal de tête qui
l'oblige à se mettre au lit.

Le lendemain la fièvre était, à ce qu'il paraît, déjà forte.

On couvre la malade de linges chauds, on l'étouffe sous le poids des couvertures, on la gorge de boissons chaudes pour la faire suer; le tout inutilement.

Huit jours se passent, et je suis appelé pour voir la fille Gouverneur; c'était trop tard, je la condamnais à cette première visite, j'invitais le curé qui s'y trouvait à administrer la malade.

Description. — 15 décembre. Marie Gouverneur a toute sa connaissance; elle a le teint coloré, l'œil brillant, le pouls plein, très-développé (123 pulsations), se plaint d'une céphalalgie violente, tousse et accuse, en le faisant, une douleur très-vive sous le sein gauche, qui s'augmente par une forte inspiration. Il y a expectoration de crachats très-sanguins, presque noirâtres. La peau est sèche, la respiration courte et accélérée, d'une odeur horriblement fétide, c'est celle des substances animales en putréfaction; la langue n'offre rien qui soit digne d'être noté, la soif est presque nulle.

Prescription. — Coton sur la poitrine, tisane béchique, sangsues, looch kermétisé, vésicatoires camphrés aux jambes.

Le 16, à midi, grande anxiété, exaspération de tous les symptômes, les sangsues n'ont pas été appliquées, la fièvre va toujours en augmentant, un peu de délire apparait dans la nuit; j'annonce une fin prochaine.

Le 17, à huit heures du matin, les facultés intellectuelles sont intactes, seulement le visage est pâle, les traits altérés, le pouls a perdu de sa force, l'expectoration est la même; retour du délire dans la nuit; il persiste dans la matinée du 18. Immédiatement la malade s'affaiblit, les facultés s'éteignent, le râle survient et elle succombe à neuf heures du matin.

Autre fait. — Dans le même mois, fin de décembre 1841, Jean-Baptiste Trigon, fils de l'adjoint de la commune de la Boisse, après quelques courses faites à la hâte pour se

6

procurer à Montluel des médicamens prescrits à son père, alors dangereusement malade, est pris lui-même de pesanteur de tête, avec toux sèche, chaleur au gosier, larmoiement, éternuement, d'une sécrétion abondante de sérosité par les narines ; il a constamment froid et accuse une lassitude générale.

On regarde avec raison cet état comme un coryza ; le jeune Trigon reste chez lui, prend quelques infusions, se prive de nourriture ; mais une complication grave étant survenue et la maladie empirant, les parens me font appeler le 9 janvier 1842.

Description. — Jean-Baptiste Trigon a vingt-un ans, il est fortement musclé, son teint est coloré, il est en un mot d'un tempérament sanguin, quoique conservant dans sa démarche un peu d'apathie. Je le trouve ce jour-là 9 janvier, à midi, avec une forte fièvre, son pouls est dur, vibrant, sa peau sèche et brûlante, le regard est vif, ardent, le visage fortement injecté, la langue sèche, mais naturelle. Trigon se plaint de ne pouvoir avaler sa salive ; en examinant l'arrière-bouche, on trouve en effet une phlogose assez intense des amygdales et du voile du palais ; une douleur sous-sternale se fait également sentir en toussant.

A cet ensemble de symptômes qui, aux yeux de bien des médecins, n'auraient constitué qu'une violente angine avec fièvre inflammatoire tenant chez ce jeune homme à la prédominance du système circulatoire, je considérais cette maladie comme devant être promptement suivie d'une terminaison fâcheuse, je l'annonçais au père et prescrivis un vésicatoire au bras, un looch avec addition d'une demi-once d'oxymel scillitique.

Sans être partisan de la médecine physiologique, on s'étonnera sans doute de ne voir dans ma prescription ni saignée générale ni locale ; je m'en serais certes bien gardé, le malade, j'en réponds, serait mort sous la lancette ou peu de temps après ; deux abondantes épitaxis qu'il avait eues les deux jours précédens avaient, selon moi, déjà suffisamment diminué l'éréthisme sanguin, combattu sa turgescence.

Cette nuit du 9 fut mauvaise, le malade eut de l'anxiété, il étouffait, voulait sans cesse se découvrir; une hémorragie nasale qui dura deux jours apparut encore.

Le lendemain 10, l'intensité des symptômes va toujours en augmentant, la douleur de poitrine (sous-sternale) s'est fixée sous le sein droit, on rencontre un peu de matité dans cette région; il y a absence aussi du râle bronchique ou bruit respiratoire; la toux est toujours sèche.

Etonné de ne pas avoir une expectoration sanguinolente, je fais donner un linge blanc au malade qui m'amène en effet quelques crachats rouillés, mais qui ne provenaient pas de la poitrine, le sang venant du cerveau. Une sueur abondante inonde le malade. (Moutarde sur toutes les extrémités, un second looch avec kermès, 10 grains.)

Dans la soirée, quatrième hémorragie d'une heure, pouls toujours à 128 pulsations, plein et redondant.

A onze heures, dans la nuit, expectoration abondante de crachats presque entièrement sanguins; le sang est parfaitement mélangé, c'est la véritable expectoration de la pneumonie sanguine; délire.

Le 11, à huit heures, j'annonce que le malade n'ira pas à deux jours; en effet, toute la journée la fièvre persista au même degré, l'état du pouls fut le même, le visage, il est vrai, était pâle, défait, l'abondante sueur continuait, lorsqu'à dix heures du soir une défaillance survient, à la suite de laquelle le jeune Trigon vomit une verrée environ de sang pur. Tout aussitôt appelé, j'arrive, mais l'anxiété, la fièvre, en un mot l'ensemble général du malade, me font croire que la mort pourra survenir dans la nuit.

A onze heures le pouls s'affaiblit, le malade rend du sang par le bas, la tête s'embarrasse, la respiration devient courte et précipitée, plus tard il y a intermittence dans le pouls, soubresauts des tendons, la poitrine bientôt se remplit, le râle apparaît, la sueur devient froide et à une heure le malade succombe.

Réflexions. — Dans ces deux fièvres rémittentes pernicieuses avec pneumonie, les secours de l'art ont été impuissans, parce qu'on y avait eu recours trop tard. Chez la fille Gouverneur, comme chez le jeune Trigon, il est probable que, malgré l'intensité du mouvement fébrile continu qui a masqué l'intermittence nerveuse, celle-ci n'a pas dû cependant disparaître entièrement dès le début de la maladie. Les premiers jours on aurait encore pu, je crois, reconnaître les accès, mais leur violence et leur progression ont fait dégénérer la fièvre en continue ou sub-intrante. Déjà toutes les deux l'étaient lorsque je fus appelé; je ne pouvais donc plus, comme dans les autres exemples, songer à attaquer l'irritation périodique ou nerveuse, parce qu'une fois qu'une fièvre rémittente est devenue sub-intrante, c'est l'irritation fixe ou sanguine qui prédomine, et qu'on ne fait alors qu'aggraver cette dernière lorsqu'on veut combattre la première.

Mais pour favoriser le retour des accès au type rémittent, et celui-ci à l'intermittent, pourquoi, me dira-t-on, n'avez-vous pas eu recours au traitement antiphlogistique? parce que l'expérience m'a prouvé l'incertitude et trop souvent le danger d'une semblable médication; j'ai déjà dit, et je le répète, on ne saurait être trop avare des émissions sanguines dans le traitement des fièvres rémittentes pernicieuses, parce qu'à leur suite, on voit presque toujours survenir un collapsus nerveux mortel.

Chez le sujet de cette dernière observation, chez le jeune Trigon, c'eût été, j'en conviens, le cas ou jamais de combattre la perturbation si prononcée chez lui de l'appareil sanguin. La nature s'en chargea, d'abondantes évacuations sanguines se firent par le nez; mais la fièvre, loin de baisser, ne fit qu'augmenter, et le résultat n'a que trop justifié le pronostic fâcheux que j'avais porté à ma première visite.

Lorsque la concentration s'opère rapidement et avec in-

tensité sur un organe, elle épuise sa vitalité, elle rompt
l'équilibre de l'influs nerveux qui se distribue à toute notre
organisation; aussi plus la fluxion sera vive, plus son action
funeste sera prompte; il ne faudra donc pas attendre trop
tard pour combattre les accidens inflammatoires.

J'ai remarqué fréquemment dans ce genre de fièvres,
comme chez ce dernier malade, une sueur continuelle et
des plus abondantes; ce phénomène existe cependant avec
une altération profonde, mais ici la transpiration doit plutôt
être considérée comme une complication que comme une
réaction salutaire. Comme dans l'algide, le froid glacial
dénote une lésion profonde; je considère la sueur que l'on
rencontre dans quelques fièvres rémittentes pernicieuses,
et surtout dans celle-ci, comme indiquant de même une
altération des plus graves. Un pyrétologiste d'un profond
savoir, M. le docteur Gouraud père, dit, dans un article
sur les fièvres intermittentes pernicieuses : « A Tours, un
« ouvrier en soie a une tierce diaphorétique régulière et
« facile à guérir, la sueur transperse les couvertures de
« laine et forme au-dessus un nuage épais. Le fiévreux y
« voit son salut et se flatte de guérir sans avoir besoin de
« médecin. En vain je lui remontre que sa sueur est rui-
« neuse, mortelle, les menaces de mort réitérées à chaque
« visite ne peuvent le désabuser, et il finit par être victime
« de son entêtement. »

QUINZIÈME OBSERVATION.

Pleuro-hystérique.

Le 3 septembre 1835, Mme G... contracte la fièvre. Elle
est âgée de trente-huit ans, peu réglée depuis quelques
années, d'une faible constitution, s'enrhumant avec la plus
grande facilité, et sous l'influence d'une ancienne gastralgie
qui a depuis fort long-temps aussi vicié chez elle le travail

de la digestion. Mariée très-jeune, ayant eu plusieurs fausses couches, sa santé, depuis l'âge de dix-huit ans, a toujours été chancelante. Très-maigre et fort irritable, elle ressent parfois des malaises caractérisés par des baillemens fréquens, des pandiculations, des soupirs, des besoins de respirer. De la gaîté, elle passe tout-à-coup à la tristesse; d'autrefois elle sentira un resserrement au gosier avec expulsion de gaz bruyans par la bouche et chaleur au visage.

Le 3 septembre, elle est prise tout-à-coup de frissons, suivis bientôt d'une grande chaleur avec nausées, céphalalgie occipitale, sécheresse de la bouche, soif intense. La langue est pâle, la respiration précipitée, le ventre un peu tuméfié, sans douleur à la pression; le pouls donne 115 pulsations.

Je prescris des applications de moutarde sur les extrémités, les jambes sont enveloppées dans du coton cardé, recouvert de taffetas gommé; la malade est mise à l'usage des infusions de tilleul et de feuilles d'oranger; parfois elle prend quelques cuillerées d'eau de poulet.

Le lendemain 4, même état; il y a une plus grande difficulté à respirer, Mme G. est obligée d'avoir la tête un peu élevée. (Deux vésicatoires aux bras, lavement simple.)

Les 5, 6 et 7, pas de mieux; la fièvre, loin de diminuer, est toujours aussi forte; la malade souffre davantage de la tête, le pouls est à 115 pulsations plein, le visage est coloré, la dyspnée toujours forte, un peu de toux apparaît, la tuméfaction du ventre est moins grande, les urines sont très-limpides et coulent en abondance. (Douze sangsues à l'anus.)

Le 8, Mme G... est moins souffrante, la tête est soulagée; mais elle se plaint d'une petite douleur qui, en toussant, se fait sentir dans l'hypocondre gauche, sous le bord cartilagineux des côtes. (Coton sur la poitrine, looch simple par cuillerée d'heure en heure; même boisson, diète absolue.)

Le 9, la douleur du côté est beaucoup plus vive, la fièvre

a repris, le visage est très-animé, la peau sèche et brûlante ; la malade est de nouveau très-oppressée, elle s'inquiète. (Dix sangsues sur le côté, julep gommeux, avoine grillée sur le siége de la douleur, synapismes aux extrémités.)

Le 10, continuation des mêmes symptômes, sans aucun amendement ; de nouveaux symptômes apparaissent ; ils sont caractérisés par un léger trismus, avec état spasmodique, resserrement du gosier, impossibilité de pouvoir s'exprimer, les jugulaires sont gonflées, la face est pourpre, quelques contractions nerveuses apparaissent par moment dans les bras et les jambes ; la malade fait entendre quelques gémissemens. Cet état dure environ un quart - d'heure, puis l'éréthisme nerveux cesse, la crise s'arrête. Alors la malade peut s'exprimer, elle a besoin de pleurer, elle est triste, se sent brisée, les odeurs la fatiguent ; elle a soif ; les urines sont toujours claires et abondantes, et la douleur du côté reparaît plus déchirante. (Potion calmante par cuillerée, synapismes aux extrémités, lavement d'assa-fœtida.)

Dans les journées des 11, 12 et 13 j'eus d'assez vives inquiétudes sur la terminaison de cette maladie ; ces derniers symptômes que je viens de décrire s'étaient fréquemment montrés, les nuits surtout avaient été mauvaises, du délire s'était déclaré dans la dernière, mais l'intelligence était revenue le 14 au matin.

Ce jour-là la malade prit à six heures du matin un quart de lavement, avec

> Forte décoction de quina, une verrée.
> Sulfate de quinine, $\overline{\text{gr.}}$ x.
> Camphre, $\overline{\text{gr.}}$ vj.
> Poudre de valériane, gros 1/2.

Connaissant la grande répugnance que Mᵐᵉ G... avait pour ce remède, je lui en fis un secret. La douleur de côté, quoique moins vive, se faisait toujours sentir, et cependant la percussion et l'auscultation n'indiquaient que faiblement l'état de phlogose; la toux était toujours sèche et fréquente, le pouls dur, accéléré, la peau brûlante et sans moiteur.

Le soir, à huit heures, frissons, suivis bientôt d'une forte chaleur avec une violente céphalalgie; la malade crie sans cesse la tête, toute la nuit elle délire. (Deux lapins sont vivement écorchés et les pieds de la malade sont enveloppés durant deux heures dans les peaux toutes chaudes.) Sangsues derrière les oreilles.

Le 15, au matin, continuation des mêmes symptômes, mais avec une intensité cependant moindre.

Le 16, au soir, extrémités froides, trismus, impossibilité de s'exprimer, pâleur de la face, perte de connaissance. Cet état dure quelques minutes; il cède aux frictions chaudes et stimulantes sur les jambes et les bras, aux spiritueux, à la plume brûlée, aux synapismes; alors la malade se plaint de nouveau d'une gêne au gosier, elle est très-agitée, a peur de mourir. Cette pensée, du reste fort juste, tenait à ce que nous avions dans notre pays, au même moment, un assez grand nombre de fièvres pernicieuses dont la malade m'avait entendu parler. « C'est une fièvre pernicieuse qu'elle « a, encore un accès ou deux et elle est perdue; elle sent « bien qu'elle s'en va, sa tête se fend, il faut lui donner tout « de suite de la quinine; si j'attends encore, ce sera trop « tard; elle n'a plus de force. »

L'affaissement est en effet considérable; le pouls, quoique constamment fréquent, est devenu petit; les yeux sont mornes, creux, le facies altéré.

Rien ne contre-indiquant du côté des voies digestives l'administration du fébrifuge, je mis bien vite à profit la bonne volonté de la malade, à laquelle je fis prendre moi-même le lendemain 17, à cinq heures du matin, une potion avec

> Eau distillée de tilleul, onces ij.
> Sulfate de quinine, gr. xv.
> Laudanum de Sydenham, gouttes xv.

Et les intestins débarrassés par un lavement laxatif que la malade avait pris dans la nuit, j'en fis, après la potion, administrer un quart avec une verrée de

Forte décoction de quina.
Sulfate de quinine, gr. xx.
Thridace, gr. vj.

Cette journée, la nuit surtout, furent meilleurs; l'intelligence resta parfaite, le pouls ne donna plus que 98 p.

Le 18, au matin, même prescription que la veille, continuation de l'amélioration, et d'une manière très-sensible.

Le 20, je suspends totalement l'anti-périodique, parce que l'état de la malade le permet; il n'y a plus de fièvre, seulement un peu de faiblesse. (Bouillons de poulet, de raves, sirop de quina, le matin à jeun une cuillerée; le vésicatoire du côté est entretenu.

Insensiblement les forces reparurent, Mme G... fut mise aux potages, aux gelées de viande, et se trouva bientôt complètement guérie.

Réflexions. — Nous n'avons point eu ici de rémission, et comme dans les deux exemples précédens, la fièvre a été continue ou sub-intrante. La prédisposition de la personne qui en fait le sujet à une surexcitation nerveuse dont l'ensemble des symptômes constituerait des crises d'hystérie, devint encore une complication fâcheuse, en aggravant sympathiquement l'altération première du système nerveux. Nous eûmes aussi des signes évidens de phlogose dont le siége fut à coup sûr la plèvre diaphragmatique; cette dernière affection, par sa gravité, était plus à redouter que le retour périodique des accès hystériques. Cependant l'état de la malade s'aggravant et, sous l'influence de cette double complication, l'irritation périodique ayant complètement disparu pour faire place au mouvement fébrile continu, je voulus néanmoins, tout en courant la chance d'aggraver ce dernier, combattre encore la première, son action, quoique me paraissant toujours la plus redoutable, ne s'étant pas encore suffisamment fait sentir pour produire dans les grands centres nerveux des altérations assez pro- fondes pour devenir rebelles à toute médication.

SEIZIÈME OBSERVATION.

Syncopale.

Mme veuve Lardière, âgée de quarante-deux ans, d'un tempérament éminemment nerveux, sous l'empire depuis quelques années d'un profond chagrin occasionné par la perte de son mari, est prise en août 1841 de trois accès de fièvre intermittente contre lesquels aucune médication ne fut dirigée.

Il y a quinze ans qu'elle a cessé d'être réglée; maigre et d'une stature élevée, impressionnable à l'excès, elle éprouve le 10 octobre suivant, en apprenant sans ménagement l'état inquiétant de son fils, tombé dangereusement malade à Lyon, et dont la position lui avait été jusqu'à ce jour cachée, éprouve, dis-je, un malaise général dont les prin- cipaux symptômes semblent tous, en grande partie, émaner du système nerveux. Mme L..., malgré ce malaise causé par l'influence morale de cette fâcheuse nouvelle, part néan- moins de Montluel qu'elle habite pour aller donner ses soins à son fils.

De retour quelques jours après, s'étant beaucoup fatiguée à Lyon, d'ailleurs déjà mal disposée, elle est prise, le 24 du même mois, d'un froid général avec mal de cœur; elle est contrainte de se mettre au lit. Prié de me rendre auprès d'elle, je la trouve quelques instants après avec de la fièvre; le pouls donne 124 pulsations, il est assez développé; le facies est empreint de tristesse, la peau est sèche et brûlante, la langue offre une rougeur assez vive, la soif est intense,

la région épigastrique douloureuse au toucher; il y a absence
de selles et diminution de la sécrétion urinaire.

Mme L..., mariée fort jeune aussi à un officier distingué,
avait contracté en Espagne une gastrite aiguë dont elle avait
eu beaucoup de peine à se remettre. Pendant long-temps,
obligée de suivre un régime sévère, elle avait fini par relever les forces digestives de son estomac dont la sensibilité
se réveillait cependant par la plus légère stimulation. Déjà
depuis le mois d'août, lors de l'apparition des trois accès de
fièvre intermittente, un trouble s'était montré dans les
fonctions de la digestion, et lorsque je vis Mme L... le 24
octobre, la phlegmasie de l'estomac n'était pas douteuse.

Prescription. — Douze sangsues sur l'estomac, cataplasmes
émolliens, diète, lavement simple, boissons froides acidulées, orangeade, sirop de groseilles.

Les 25, 26, l'état de Mme L... est le même, la fièvre est
continuelle, la soif un peu moins vive, l'épigastre moins
douloureux à la pression.

Les 27, 28, 29, la maladie empire; cependant l'état de
l'estomac s'améliore : une nouvelle application de douze
sangsues a encore lieu sur l'épigastre, mais tous les soirs
la malade éprouve des défaillances; elle devient pâle, froide,
et ne peut reprendre ses sens qu'à l'aide du vinaigre, de l'eau
de Cologne, de l'odeur de la plume brûlée.

Les 30, 31, continuation de la fièvre et de ses symptômes
nerveux qui durent encore assez long-temps, et font ensuite
place au retour de la chaleur; le pouls est à 128 pulsations.
Mme L... éprouve des bouffées de chaleur au visage, beaucoup d'anxiété durant les nuits; ses urines sont rouges et
briquetées.

Du 1er au 6 novembre, les défaillances sont beaucoup
plus fréquentes, la malade ne peut plus rester levée une
heure, elle sent alors (selon son expression) que le cœur
lui manque, et en effet tout-à-coup elle devient pâle, froide,
perd connaissance, il faut promptement la mettre au lit

(Vésicatoires camphrés aux jambes, synapismes aux extrémités, frictions stimulantes sur les membres, boissons
froides acidulées, potion calmante.) L'estomac est bon, la
langue est rose, humectée ; il y a profonde tristesse chez la
malade, qui se plaint du retour tous les après-dîners d'une
douleur fort incommode dans les talons.

Les 7, 8 et 9, Mme L... prend, chaque matin, un quart
de lavement avec

Sulfate de quinine, $\overline{\text{gr}}$. viij dans chaque,
Avec une addition de camphre, $\overline{\text{gr}}$. v.

Je m'abstiens de donner le fébrifuge par en haut pour ne
pas réveiller la susceptibilité de la muqueuse de l'estomac,
et je suis assez heureux, malgré cela, pour arrêter la fièvre,
entraver le retour périodique des accès ou paroxysmes.

Du 10 au 30 novembre, le symptôme nerveux dominant
a disparu, la malade n'éprouve plus ses défaillances, ses
forces sont revenues ; elle peut rester levée une grande partie
de la journée, l'appétit s'est aussi réveillé ; à l'usage, depuis
une quinzaine, des bouillons, des gelées de viande, des
potages, elle commence à prendre une nourriture un peu
plus solide ; les nuits sont meilleures, le pouls est faible à 80
pulsations, le visage bon, la langue naturelle, la soif nulle,
les selles rares ; pour les favoriser, Mme L... a été dans la
nécessité de recourir aux lavemens tantôt simples, tantôt
laxatifs ; les urines cependant ont conservé un peu de leur
rougeur. Il y a disparition des douleurs de talons ; mais,
quoique bien vêtue, Mme L... se plaint toujours de frissons
par tout le corps.

Tel fut l'état de cette dame du 10 au 30 novembre, sans
fièvre, mais n'étant pas cependant remise.

Le 2 décembre, après un repas trop copieux, rechute,
frissons, syncopes réitérées, pâleur du visage, fréquence
et petitesse du pouls, accablement général, langue sans
irritation aucune, région épigastrique insensible à la

pression , soif toujours nulle, retour de la douleur de
talons.

Le 5, l'état de la malade fut alarmant; levée, les spasmes
nerveux, les syncopes étaient continuels; dans son lit,
faisait-elle un mouvement, voulait-elle s'asseoir, il en était
de même; couchée, au contraire, et la tête basse, elle
n'en ressentait plus; grande prostration, urines rouges et
briquetées. (Potion calmante, moutarde et frictions stimulantes sur les extrémités.) Quoique l'estomac soit intact,
ainsi que toute la muqueuse intestinale, Mme L..., ne
pouvant pas supporter la nourriture, attribue, contre mon
opinion, ce malaise, cet état d'innervation de cet organe au
retour de sa gastrite et veut absolument une application de
sangsues, à laquelle déjà depuis plusieurs jours je me suis
refusé à cause des syncopes, de la petitesse du pouls, de la
pâleur du visage, de l'affaissement général. Le 8 cependant,
sans m'en prévenir, elle se décide à s'en poser six sur l'estomac. Le 9, à onze heures du matin, je fus appelé en toute
hâte, et lorsque j'arrivai auprès de Mme L... je la trouvai
presque sans connaissance et sans mouvement, une sueur
froide couvrait son visage, le nez était aminci, ses ailes
retirées, la peau des mains et des bras était froide, le pouls
petit, filiforme. Je reconnus tout de suite, à l'ensemble de
cet appareil de symptômes, un accès pernicieux, et dirigeai
à l'instant toute mon attention sur la période de réaction.
J'arrivai à l'obtenir, mais d'une manière peu caractérisée;
j'en profitai cependant bien vite pour administrer dans le
moment convenable une potion avec

> Eau de tilleul, onces ij.
> Sulfate de quinine, gr. viij.
> Sirop de limons, once 1/2.
> Laudanum liquide de Sydenh., gouttes viij.

Le lendemain, Mme L... en prit une seconde de même
composition; la fièvre fut arrêtée de nouveau. Jusqu'alors

je n'avais conçu sur son état aucune inquiétude, mais ces derniers accidens m'en inspirèrent de grandes que je fis partager à la famille, et qui me décidèrent à demander les conseils éclairés de M. le docteur Dupuis, de Lyon, parent de ma malade. Je lui écrivis donc de vouloir bien se rendre auprès d'elle en toute hâte, lui annonçant que vu la promptitude avec laquelle les choses pouvaient marcher désavantageusement, j'allais, en l'attendant, recourir tout de suite aux moyens d'entraver la fièvre. Mon très-honoré confrère ne se rendit auprès de nous que trois jours après; alors le résultat des deux potions avait été tel, que Mme L... put, le jour où son cousin arriva, rester levée tout l'après-diner; ses forces étaient tout-à-coup revenues. M. le docteur Dupuis eut alors l'obligeance de donner à ma conduite un assentiment des plus flatteurs qui, émanant d'un médecin aussi distingué, me fut à ce titre bien cher.

Du 15 décembre au 5 janvier, une amélioration notable eut lieu dans l'état de Mme L...; elle semble revenir insensiblement à la santé, elle est plus gaie, mais toujours très-faible, son pouls est chaque soir légèrement agité; les jours sont bons, elle reste quelque temps levée, peut reprendre un peu de nourriture, a retrouvé le sommeil, les urines sont plus limpides et déposent moins; mais elle est toujours fort sensible au froid, car elle accuse toujours ses frissons dans les jambes; elle ne peut parvenir à les réchauffer.

Le 5 janvier, Mme L... éprouve donc une seconde rechute, toujours annoncée par le retour des syncopes, de la douleur des talons, par la réapparition de la faiblesse, par l'impossibilité où elle se trouve de rester levée.

J'attribue cette fois-ci le retour de la fièvre à ce que la malade occupe un appartement trop frais qu'elle s'était jusqu'alors toujours refusée à quitter; je profite de cette circonstance pour la décider à en habiter un plus chaud. Je la fais couvrir de flanelle; elle est faible, a beaucoup maigri. J'ai recours de nouveau à l'anti-périodique en lavement, et deux suffisent pour triompher de la névrose.

Alors jusqu'au 25 janvier ce mieux se soutint, et Mme L...
qui commençait à cette époque à reprendre le dessus,
éprouvant des contrariétés journalières et fréquemment
répétées, qui s'inquiète de ses affaires, de la direction de
son ménage, qu'un rien fatigue, irrite, éprouve au milieu
d'une conversation désagréable, en entendant les circonstances d'un événement tragique, une nouvelle syncope; elle
se sent mal et tombe évanouie entre mes bras. Je la porte
sur son lit, et ne peux la rappeler à elle qu'à l'aide de
quelques gouttes d'eau fraîche sur le visage. De là une
troisième rechute qui dure jusqu'au 6 février, mais qui
n'oblige pas de recourir cette fois au spécifique du Pérou.

Du 6 au 24 février, Mme L..., quoique toujours sous
l'influence d'une légère agitation fébrile, toute nerveuse
selon moi, dépendant toujours de ces différentes causes
morales, avait cependant assez repris de force pour sortir
en voiture, puis pour faire aussi quelques promenades à
pied; les digestions s'amélioraient, et malgré son état de
dépérissement, de maigreur, elle conservait une force de
caractère assez grande pour vouloir triompher de sa faiblesse
physique.

Pour relever un peu les propriétés vitales de l'estomac,
je prescrivis les pastilles de Vichy et les eaux minérales
naturelles de Saint-Galmier. Les forces semblaient aller de
mieux en mieux, et Mme L... paraissait cette fois marcher
à une guérison certaine, lorsque le 12 mars, après avoir
appris sans ménagement la mort brusque de deux personnes
marquantes de notre ville, elle est reprise encore de symptômes nerveux avec fièvre. La prostration est tout-à-coup
revenue et plus forte que jamais. Il n'y a pas cette fois-ci
de syncopes; mais malgré le bon état de la langue qui annonce que celui de l'estomac est des plus satisfaisans (ce que
la pression confirme encore), la malade ne peut rien supporter, rien ne passe; il n'y a pas cependant et jamais il n'y
a eu de vomissemens, preuve de plus en faveur de l'intégrité

de la muqueuse intestinale. Aussitôt qu'elle a pris une
cuillerée à café d'une potion calmante ou de toute autre
boisson, elle éprouve un malaise qu'elle ne peut expliquer;
ça l'oppresse quelques secondes, elle sent des bouffées de
chaleur, et cependant c'est alors qu'elle est plus pâle. Un
lavement simple produit le même effet; aussitôt rendu, elle
se sent mourir; contrainte cependant par la nécessité, c'est
avec beaucoup de peine qu'elle s'y décide. (Pour boisson,
l'eau albumineuse; blancs d'œufs n° 2, battus dans un litre
d'eau sucrée et aromatisée avec l'eau de fleurs d'oranger.)
Les urines, dans cette quatrième réapparition de la maladie,
sont blanches, très-limpides. Je veux revenir au fébrifuge
en lavement, mais la malade s'y oppose énergiquement, elle
n'en veut plus; selon elle, c'est à l'action trop irritante du
quina qu'elle doit son état. Cependant, M. le docteur Dupuis
partageant fortement mon avis, elle se décide à recevoir le
fébrifuge par le bas. Le même malaise nerveux étant apparu
à la suite de ce lavement composé comme pour les simples,
elle ne veut plus en entendre parler, ce dont je m'abstiens,
sûr de ne pouvoir surmonter la prévention si forte qu'elle
a contre ce remède. Un mois se passe, durant lequel elle
prend le bouillon de grenouilles, de poulet; elle se soumet
aux potions avec l'eau de laurier-cerise, aux boissons de
fucus-crispus, aux demi-lavemens de fécule de pommes
de terre. On combat l'absence de sommeil avec le sirop de
codéïne, et la malade, quoique dans le plus grand amaigrissement, se lève cependant toujours un peu; sa langue
continue à être bien, son pouls est petit, très-faiblement
accéléré.

M. le docteur Dupuis partage mes craintes sur la terminaison de cette maladie, lorsque le 26 avril, se rendant à
sa maison de campagne et passant par notre ville, il vint
faire une visite à Mme L..., à laquelle il veut que l'on administre de nouveau, tous les deux jours, un demi-lavement
avec deux gros de poudre tamisée de quinquina jaune royal,

en y associant aussi la valériane ; d'arroser les cataplasmes avec une dissolution de quinine. Le désespoir s'emparant alors de la malade, elle accepte tout ce qu'on lui propose, regrette de s'être si fortement prononcée contre l'intention que j'avais de lui continuer aussi les demi-lavemens de quina ; elle me propose même d'ajouter de la quinine à ceux de mon honoré confrère, tant est grande l'envie qu'elle a de guérir.

Deux fois nous mettons à exécution les conseils de mon honoré confrère, mais sans en obtenir un résultat aussi avantageux que précédemment, ce qui me détermina à suspendre un agent thérapeutique, dont l'action me paraissait devenir maintenant nulle sur une organisation dont certains organes essentiels à la vie me semblaient déjà depuis quelque temps livrés à un travail interne.

Je soupçonnais chez Mme L..., depuis deux mois environ, une lésion, une dégénérescence organique, le développement de quelques tubercules cancéreux dans le foie, du côté des organes de la digestion, ou du côté de ceux de la respiration. L'absence chez elle de tout symptôme indiquant une affection aiguë, le dépérissement général, la longueur de la maladie, cet amaigrissement si grand, tout semblait justifier ma manière de voir. Il existait donc maintenant, selon moi, chez Mme L... deux affections, deux fièvres, la première l'intermittente (si je puis m'exprimer ainsi), et un très-léger mouvement fébrile continu, tenant à un travail anormal qui se faisait à l'intérieur sur quelque point important de l'organisation ; c'était encore, je le pense, à ce dernier que nous devions attribuer le retour si fréquent de l'intermittence nerveuse première : Mme L... se trouvait sous l'empire d'une maladie de l'âme qui venait d'en faire déclarer chez elle une autre des plus graves. Cette opinion, soumise à mon honoré confrère de Lyon, fut entièrement partagée par lui.

15 mai 1842. Quoique cette dame soit encore dans un état

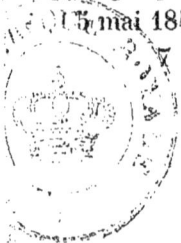

si éloigné de l'espérance d'un retour à la santé, je termine ici son observation, car la fièvre dont je viens de donner la description n'est plus aujourd'hui la principale affection.

Réflexions. — Ce fait remarquable de fièvre pernicieuse syncopale, quoique rapporté d'une manière assez succincte, puisque la maladie eut une durée si longue, me semble l'être cependant encore de manière à pouvoir en tirer les conséquences que nous en attendions.

La prédominance du système nerveux chez Mme L... a été chez elle l'unique cause et de la nature de la fièvre dont elle a été atteinte, et des fréquentes rechutes qu'elle a éprouvées.

Nous voyons cette fièvre survenir sous l'influence d'une cause morale, après l'annonce d'une nouvelle fâcheuse dont l'action première sur le principe nerveux a modifié, changé, altéré son essence première, et l'a soumis ainsi à l'action délétère de notre constitution atmosphérique, de celle qui régnait alors, de l'agent miasmatique fiévreux. De là cette série, cette apparition de symptômes nerveux ou sympathiques, dont le plus saillant de tous est la perte du sentiment et du mouvement. Ici, ce n'est pas par la suspension de la circulation cérébrale que la syncope est arrivée, c'est, je crois, par celle du cœur, de ses mouvemens, car, malgré que cette dernière circulation soit sous l'influence de celle du cerveau, il est cependant des cas où, sans contredit, nous voyons les fonctions de l'organe central du système artériel être modifiées d'une manière directe. Les passions, les fortes émotions morales, ont bien pour premier effet d'agir sur le cerveau, mais c'est d'une manière trop faible; leur action principale, ici, se passe sur les nerfs auxquels se rattachent les fonctions vitales du cœur. HALLER croit aussi que cet organe ne se trouve pas constamment sous la dépendance du cerveau; il reconnaît que dans certains cas il existe entre eux des rapports qui se subordonnent l'un à l'autre d'une manière incontestable, quoique fort difficile à expliquer.

1° Dans le fait que je rapporte, je ne crois pas être dans l'erreur en soutenant cette dernière opinion ; selon moi, c'est du cœur d'abord que sont partis les symptômes principaux indiquant le trouble de ses fonctions, l'action première de l'agent provocateur de la fièvre.

Ce premier point développé, passons à un second.

2° La fièvre est née sous l'influence d'une cause morale : cinq rechutes ont eu lieu, et toutes (à l'exception d'une seule qui fut amenée par une indigestion) tinrent à des contrariétés, à des chagrins, à de fâcheuses nouvelles, en un mot, à des causes morales aussi dont l'action, une seconde, troisième, quatrième fois sur le système nerveux, sous l'influence de la constitution atmosphérique, est toujours la même que la première, et doit nécessairement produire les mêmes effets.

3° Cette cause bien établie et bien reconnue, c'est encore la médication employée pour la combattre qui va nous servir à prouver l'existence de la névrose.

C'est en effet à l'action périodique de l'agent miasmatique sur les nerfs du cœur que nous devons attribuer la nature de la fièvre, le retour des phénomènes nerveux qui la caractérisent, et c'est lorsque nous avons recours au spécifique du Pérou, que nous arrivons à triompher de la maladie, à détruire la cause qui lui a donné naissance.

4° Mais deux raisons majeures favorisaient chez Mme L... le retour des accès : 1° la prédominance chez elle du système nerveux qui, la rendant excessivement impressionnable, la soumettait à l'influence des moindres causes morales ; 2° la constitution atmosphérique fiévreuse du pays qu'elle habitait. Ainsi donc s'expliquent la marche de cette maladie, son mode d'action et sa réapparition à différentes époques.

SECTION IVe.

DESCRIPTION DES FIÈVRES PERNICIEUSES DONT LE SIÉGE EST
DANS LA CAVITÉ ABDOMINALE.

—

DIX-SEPTIÈME OBSERVATION.

Pernicieuse cardialgique.

Les auteurs anciens, FORESTUS entre autres, avaient
confondu cette fièvre avec la précédente. Parmi les modernes, ALIBERT et quelques autres sont de ce nombre.
Cependant la syncopale que je viens de décrire et la cardialgique qui va faire le sujet de cette observation, sont deux
variétés dont les caractères bien tranchés ne peuvent laisser
subsister aucun rapprochement entre elles.

Dans la précédente, ce sont les défaillances qui sont le
symptôme dominant, mais sans douleur vive, atroce du
côté de l'estomac, comme dans la cardialgique.

Un homme d'une quarantaine d'années, étranger à notre
pays, après s'y être arrêté quelque temps au mois d'août
1834, entre comme batteur dans une ferme de la Bresse où
quelques jours après il contracte la fièvre.

Ayant demandé à entrer dans notre hôpital, il est reçu et
couché au n° 12 de la salle Saint-Vincent.

C'est un homme d'une petite stature, d'une frêle constitution, faisant un usage immodéré des boissons alcooliques;
il sort du service et revient d'Afrique où il est resté deux
ans.

À notre visite, le 25 août, il se plaint d'une douleur vive
dans la région épigastrique, cependant légèrement sensible
à la pression; il a le pouls fort, donnant 125 pulsations, la
peau sèche, d'une chaleur ardente, la langue blanche,
couverte dans le fond d'un enduit limoneux, la soif est assez

grande. (Vingt sangsues sur l'estomac, cataplasmes arrosés de laudanum, diète, limonade.)

Le soir, à quatre heures, je fais une visite au malade que je trouve dans le même état; les sangsues saignent encore, la douleur d'estomac est la même, et l'anxiété qu'il éprouve ne fit qu'augmenter dans la nuit qui fut mauvaise.

Les 26, 27, 28, la fièvre est toujours forte, une impossibilité absolue de pouvoir uriner a nécessité l'application de la sonde; la douleur d'estomac, loin de diminuer, s'étant réveillée, on a recours une seconde fois aux sangsues; pour les faire donner plus abondamment, j'appose deux ventouses sur les piqûres; le malade, chaque soir, prend un peu de sirop de karabé; il est mis à l'usage de l'eau de seltz, avec le suc de citron.

Le 29, pas d'amélioration dans l'état du malade qui ne peut trouver une bonne place; la douleur épigastrique lui arrache de forts gémissemens; il éprouve un sentiment de brûlure, de déchirement, on dirait des vers qui lui rongent l'estomac; il a toujours bien la fièvre, la langue est un peu sèche, les selles sont rares, le visage exprime les souffrances. (Troisième application de vingt sangsues sur l'estomac, groseillade, deux vésicatoires camphrés aux jambes, lavement laxatif, fomentations émollientes sur le ventre et l'estomac, potion calmante avec l'acétate de morphine.)

Le 30, le malade se trouve un peu mieux; on lui fait des frictions sur la région épigastrique avec l'huile de morphine; 15 grains de calomélas sont pris en deux fois, dont le résultat dans la journée a été six évacuations alvines; la fièvre sur le soir semble avoir un peu diminué. Pour la première fois, un peu de sueur est apparue.

Le 31 au soir, réapparition de la douleur d'estomac plus forte que jamais; le visage est contracté, le pouls donne 130 pulsations, la langue n'annonce qu'une très-légère irritation de la muqueuse intestinale, la peau est de nouveau sèche, brûlante ; la soif cependant n'est pas aussi vive ; les urines, jusqu'à ce jour, ont offert une légère coloration en rouge ; elles sont aussi plus abondantes. (Quinze sangsues sur l'estomac, deuxième potion avec l'acétate de morphine ; les vésicatoires ont bien pris.)

Le 1ᵉʳ septembre, au matin, le malade demande à être couvert un peu plus ; il est pâle, défait, prend le hoquet, ses yeux sont ternes et mourans. Je prescris à l'instant des frictions chaudes et stimulantes sur tous les membres pour rappeler la vitalité à la périphérie du corps, et par cette stimulation énergique sur le système dermoïde diminuer la congestion interne.

Trouvant l'état de ce malade fort alarmant, j'engage la sœur de la salle à faire appeler l'aumônier, et le soir je retourne moi-même le voir. Alors je fus bien étonné de le trouver sans hoquet, le pouls s'était relevé, la peau était chaude et même avec un peu de moiteur ; je pus également obtenir des réponses satisfaisantes.

Dès-lors, sans plus hésiter, sans même tenir compte de la douleur d'estomac, je fis donner tout de suite,

Sulfate de quinine, gr. xx.
dans Eau de tilleul, onces ij.
avec Sirop de limons, once 1/2.
Laudanum de Sydenham, gouttes xv.

Pareille dose de fébrifuge fut administrée en lavement.

La nuit, le malade eut quelques légères coliques, le ventre fut ballonné, la douleur d'estomac cependant fut moins forte ; une sueur abondante se manifesta dans la matinée du 3, et le malade, toute cette journée, fut sensiblement mieux.

Le 3, à huit heures du soir, l'amélioration s'étant soutenue, je donne encore en potion,

Sulfate de quinine, gr. xij.

Et la fièvre ne reparait plus.

Les 4, 5, 6, disparition complète de la douleur d'estomac, appétit; le malade prend du bouillon de veau et quelques potages.

Le 22, il sort de l'hôpital.

Réflexions. — Une remarque des plus importantes à faire ici, c'est la persistance de la douleur d'estomac, malgré les évacuations sanguines réitérées dont cet organe fut le siége; elle ne tenait donc pas à l'irritation, à la phlogose de la muqueuse gastrique, puisque la langue n'en indiquait pas l'existence, mais bien alors à la concentration périodique nerveuse, à sa congestion sur les tissus envahis par elle.

Si la douleur eût été le résultat d'une phlegmasie de l'estomac, d'une gastrite, à coup sûr nous l'eussions vue disparaître sous l'influence d'un traitement anti-phlogistique; mais tout au contraire, remarquons qu'elle semblait s'accroître à mesure que nous avions recours aux évacuations sanguines. Je crois en effet qu'elles ont été plus nuisibles qu'utiles, et qu'en favorisant la prédominance des symptômes nerveux, c'est à elles que nous devons encore attribuer la terminaison fâcheuse que la maladie prenait chaque jour, et qui serait infailliblement arrivée sans la médication aussi prompte que convenable à laquelle je m'arrêtai pour la combattre. Par conséquent, plus je tirais du sang, plus la congestion nerveuse était vive, plus la douleur était forte; moins alors j'avançais. Il fallait, pour arriver à la détruire, attaquer la cause directe; ce n'était pas une phlegmasie, mais une fluxion; une congestion nerveuse s'établissant périodiquement sur le même point, il fallait donc l'anti-périodique et non les sangsues.

Bien des médecins eussent hésité à donner la quinine avec une douleur d'estomac aussi violente; ce n'est cependant qu'après son administration, comme nous venons de nous en assurer, que nous l'avons vue disparaître, ce qui autorise donc à placer le siége de cette fièvre dans les divers ganglions et plexus des cavités correspondantes, et non dans l'estomac, car à coup sûr, si le sujet fût mort, nous n'aurions certainement trouvé aucune altération dans cet organe. Si j'avais eu ensuite affaire à une personne animée d'une forte prévention contre ce remède, elle eût payé de sa vie ses idées erronnées.

Une douleur excessivement vive dans la région épigastrique, vers l'orifice supérieur de l'estomac, est donc le caractère principal de la fièvre dite *cardialgique*, comme les défaillances pour la syncopale; mais nous ne saurions admettre comme des variétés de la pernicieuse, ces nuances individuelles que l'on peut rencontrer quelquefois.

Dans l'exemple précédent, la fièvre apparaissait à chaque retour avec le type rémittent comme dans ce dernier; mais nous n'apercevons déjà plus, comme dans les différens faits rapportés dans la quatorzième observation, l'intermittence nerveuse et l'irritation périodique masquées par le mouvement fébrile continu; la rémittence, au contraire, semble un peu mieux se dessiner. Continuons la description des faits pratiques, et nous la verrons bientôt reparaître tout-à-fait complète.

DIX-HUITIÈME OBSERVATION.

Pernicieuse gastro-hépatique.

Une femme, habitant la fabrique de draps située à demi-heure de Montluel, à l'entrée de la vallée marécageuse de Sainte-Croix, ressent, dans la soirée du 12 septembre 1837, un tremblement général, bientôt suivi d'une chaleur intense avec céphalalgie fronto-surorbitaire, lassitude générale, efforts de vomissemens, soif ardente.

Appelé le lendemain 13 auprès de cette malade que j'avais déjà soignée deux ans auparavant pour une intermittente tierce bilieuse, je la trouve cette fois encore avec une douleur assez vive de l'estomac; le visage est rouge, avec une teinte d'un jaune prononcé; le tour des lèvres et des ailes du nez, les sclérotiques le sont aussi; la langue est recouverte d'un enduit muqueux blanc, la bouche est amère, les selles difficiles, les urines ictériques, le pouls donne 102 pulsations, la peau est sèche et brûlante. (Quinze sangsues sur l'estomac, cataplasme, limonade gazeuse, lavement simple, diète absolue.)

Le second jour, 14, à six heures du soir, il y a augmentation sensible dans l'intensité des symptômes; la douleur d'estomac a cependant diminué sous l'influence de l'évacuation sanguine, le pouls est à 123 pulsations; même sécheresse, même couleur de la peau, du visage et des sclérotiques; langue sans rougeur, mais toujours recouverte de son enduit limoneux; demi-heure avant mon arrivée, deux vomissemens abondans de bile avaient eu lieu. (Moutarde sur les extrémités, nouvelle application de douze sangsues sur la région hépatique, lavement avec huile d'amandes douces; même boisson, et pour le lendemain matin, 15 grains d'ipécacuanha.)

La nuit, la malade fut très-agitée, elle eut même quelques instans de délire; mais le 15 au matin, sur les sept heures, le pouls ne donnait plus que 107 pulsations. Il y avait moins d'anxiété; on profita de ce moment de mieux pour administrer le vomitif qui amena une grande quantité de bile noire.

Ce jour-là, à six heures du soir, réapparition de la douleur d'estomac, nouvelle accélération dans le pouls qui s'est relevé à 118, céphalalgie plus vive, soif plus prononcée, mal de cœur, face pâle, traits abattus; la malade accuse une grande faiblesse, la langue est cependant rose, dépouillée; le délire s'est maintenu durant toute la nuit. (Douze sangsues derrière les oreilles.)

Le 16, à huit heures, la malade reprend ses idées; elle se plaint d'être brisée, le pouls est retombé à 106 pulsations.

Je lui fais alors donner un quart de lavement avec

> Poudre de quinquina, gros ij.
> Id.   de valériane, gros j.
> Sulfate de quinine, g̅r̅. x,
>   pour une verrée de véhicule.

Le même jour, à neuf heures du soir, légers frissons, puis chaleur, délire, pouls petit, fréquent ; au délire a succédé un profond coma, la malade est couchée sur le dos, ses bras étendus, les yeux fixes, le regard morne, la respiration stertoreuse.

Le 17, à huit heures, la malade retrouve la raison, mais elle est d'une grande faiblesse ; vite j'ordonne à l'infirmière de lui passer immédiatement un quart de lavement avec

> Sulfate de quinine, g̅r̅. xx.
> Et la malade en prend autant en potion.

L'accès fut moins fort le soir, la malade fut plus tranquille la nuit, et le 18, à six heures du matin, elle prit une seconde potion.

Le 19, absence de la fièvre, retour de l'appétit. Bouillon de veau, potages. Insensiblement les forces reparurent, la malade, pendant une huitaine, fut mise à l'usage du sirop de quina, délayé chaque matin dans une infusion de petite centaurée, et bientôt elle quitta l'hôpital parfaitement guérie.

Réflexions. — Nous avons eu ici à combattre une phlegmasie de l'estomac et du duodénum ou gastro-hépatique, compliquée d'une fièvre rémittente.

Mon intention avait été de détruire la première affection par les évacuations sanguines sur la région gastro-hépatique, parce que la seconde restant seule, j'avais l'espérance de voir cette irritation nerveuse devenir intermittente et de l'anéantir elle-même par le quinquina.

Quoique l'état des voies digestives et celui du foie se fût sensiblement amélioré après la première application de sangsues, je crus cependant devoir y recourir une seconde fois le 14, parce que je redoutais l'action sur la muqueuse de l'estomac de l'ipécacuanha que ma malade devait prendre le lendemain. J'avais raison, puisque, malgré cette sage précaution, nous avons encore vu son action réveiller le mouvement continu de réaction, tous les phénomènes morbides s'accroître, en un mot, l'irritation fixe dominer l'intermittente. Quant au délire qui se montra durant deux nuits, nous pouvons à coup sûr considérer cet état du cerveau comme une action sympathique, une réflexion de l'irritation gastro-hépatique sur cet organe. Je crus cependant convenable de ne pas l'y laisser établir son siége, et pour y parvenir, j'ordonnai des sangsues derrière les oreilles, tout en ne perdant pas de vue la fièvre rémittente que je cherchais aussi à entraver au plus tôt, car l'état de ma malade était assez grave pour m'inspirer les plus vives inquiétudes.

Déjà nous revoyons ici le pouls s'abaisser chaque matin, apparaître une espèce de rémittence; l'exemple suivant pourra nous la montrer plus sensible encore.

DIX-NEUVIÈME OBSERVATION.

Cholérique.

Une sœur de l'ordre de Saint-Joseph, faisant l'école des filles dans la commune de Beynost, canton de Montluel, fut prise l'an dernier, au printemps, d'une fièvre rémittente cholérique.

Elle est âgée de trente-deux ans, d'un tempérament bilioso-nerveux, assez bien réglée.

A ma première visite qui eut lieu le 20 mai, à quatre heures du soir, elle me présenta les caractères suivans : faciès pâle, les pommettes seules sont injectées d'un rouge violet, vomissemens bilieux fréquens, déjections alvines séreuses, syncopes réitérées, grand accablement, pouls

plein donnant 117 pulsations, langue rouge à sa pointe et
sur ses bords, jaunâtre dans le milieu; urines citrines,
teinte légèrement ictérique de la peau qui est sèche et brûlante, les régions épigastriques et iliaques sont douloureuses
à la pression.

Prescription. — Vingt sangsues à l'anus, fomentations
sur le ventre, orangeade, synapismes aux extrémités.

Le 21, à six heures du matin, l'état de la malade n'a pas
changé; le pouls, au lieu d'avoir baissé, comme je l'avais
espéré, était resté le même; elle était très-oppressée, se
plaignait d'un grand mal de tête. Les sangsues, cependant,
avaient abondamment donné; leur effet avaient été la
suspension des selles et une diminution notable dans les
vomissemens; les maux de cœur continuaient, ce qui
contrariait beaucoup la malade. L'abdomen était moins
douloureux à la pression, la langue un peu moins rouge.

P. Continuation des mêmes moyens, et pour lutter contre
l'action nerveuse, réveiller sa vitalité, diminuer les syncopes, je fais de plus appliquer deux larges vésicatoires
camphrés aux jambes. Cette nuit du 21 au 22 fut mauvaise.

Le 22, à sept heures du soir, froid au genou, la malade
demande à être couverte; elle accuse un point sous le sein
gauche, puis tous les autres symptômes reparaissent avec
une grande intensité, les vomissemens et les syncopes sont
sans interruption, la malade ne peut respirer, il faut que la
croisée de sa petite cellule soit sans cesse ouverte, qu'elle
ait à tout instant du vinaigre sous le nez.

Le 23, au matin, aucun amendement. Expectoration de
crachats sanguinolens, et cependant la douleur du côté
n'augmente ni par les efforts de toux, ni par l'inspiration;
la percussion donne un son très-faiblement sourd au niveau
des septième et huitième côtes, un peu de râle bronchique
se fait entendre dans cette partie. Le pouls est toujours à
115 pulsations. (Looch simple à prendre par cuillerée
d'heure en heure, infusion de violettes au sirop capillaire,

douze sangsues sur le point douloureux , lavement d'amidon par tiers dans la journée , continuation des fomentations sur le ventre , lotions sur les bras avec le vinaigre chaud.)

La langue s'humecte, perd de sa rougeur, ce que je considère comme un heureux augure, et devient pour moi un motif de ne pas recourir encore au fébrifuge.

Le 24 , à huit heures du matin , la malade est un peu mieux , la nuit qui venait de s'écouler ayant été cependant très-mauvaise.

Les vomissemens, depuis trois heures du matin , n'avaient point reparu ; une seule selle de matières liées avait eu lieu ; mais l'affaissement était considérable, la malade répondait à mes questions d'une voix éteinte , le pouls ne donnait que 100 à 102 pulsations , moins de sang apparaissait dans les crachats, le point était presque nul , un peu de moiteur s'était montrée pour la première fois ; la malade éprouvait toujours quelques syncopes.

P. — Deux nouveaux vésicatoires camphrés aux bras ; ceux des jambes donnent une suppuration abondante et de bonne nature, un second looch pour la journée, emplâtre stibié sur le côté douloureux , assez large pour qu'il puisse aussi recouvrir l'épigastre.

A huit heures du soir, le pouls s'était relevé à 116 p. La malade me dit, d'une voix moribonde, que si je ne lui donnais pas quelque chose pour arrêter ses maux de cœur, elle ne passerait pas la nuit. J'étais alors à lui prescrire , pour le lendemain matin , la potion suivante :

> Eau de tilleul , onces ij.
> Sulfate de quinine, gr. xx.
> Laudanum de Sydenham , gouttes viij.
> Sirop de limons, once 1/2.

Elle devait aussi prendre un lavement composé de

> Eau fortement gommée, q. s. pour un quart.
> Sulfate de quinine, gr. xv.
> Poudre de valériane , gros j.

Le 25, au matin, elle prit donc ces remèdes, et le paroxysme du soir fut à peine sensible (93 pulsations). La malade reposa un peu sur le matin, une transpiration apparut, et les syncopes durant cette journée furent beaucoup moins fréquentes.

Les 26 , 27 et 28, continuation du fébrifuge. L'intermittence nerveuse fut entravée, chaque matin la rémittence devient de plus en plus prononcée, et les paroxysmes du soir de plus en plus faibles. Cependant, quoique la phlegmasie de la muqueuse intestinale et celle du parenchyme pulmonaire fussent entièrement détruites, la malade conserva long-temps une toux qui m'inspira des craintes pour sa poitrine, mais aujourd'hui je n'en ai plus aucune, cette sœur jouissant d'une santé parfaite.

Réflexions. — Dans cette observation, les symptômes nerveux, quoique très-prononcés, n'ont pas constitué à eux seuls le caractère de la fièvre, nous avons eu à combattre des lésions locales. C'est donc contre la phlegmasie de la muqueuse gastro-intestinale que notre attention a dû se porter en premier lieu. Nous avons cherché à la détruire par une médication qui devait, à la vérité, faire craindre le développement d'accidens graves, qui pouvait amener une terminaison prompte et fâcheuse de la maladie; mais ici nous devions en agir de la sorte, et tant que le système nerveux nous a paru isolé des lésions locales, c'est-à-dire tant que nous ne l'avons pas vu trop vivement participer au trouble de l'organisation, nous nous sommes abstenu d'agir contre lui. L'application des sangsues fit cesser la phlogose du tube intestinal; celle-ci détruite, nous pûmes combattre encore de la même manière celle du parenchyme pulmonaire et attaquer ensuite la fièvre nerveuse par le quinquina.

Une remarque également importante à signaler, c'est, sous l'influence de cette médication anti-phlogistique, le retour de la fièvre à une marche plus régulière. Nous voyons en effet le mouvement fébrile continu faire place,

d'une manière plus prononcée, au mouvement nerveux, à
son mode d'action, ou ce qui revient au même, le type
rémittent semblait vouloir déjà se rapprocher davantage de
l'intermittent, l'apyrexie se dessinant mieux encore que
dans les observations qui ont précédé celle-ci.

Ce fait, tel que je viens de le rapporter, est une preuve
de plus en faveur de l'opinion de Bally qui regarde la fièvre
intermittente pernicieuse comme une phlegmasie, détruit
celle des autres pyrétologistes qui ne la considèrent que
comme une névrose. Pour moi, je l'ai déjà dit, tantôt il y
a inflammation, tantôt lésion seulement du système nerveux
ou névrose; les deux exemples suivans vont nous prouver
cette dernière assertion.

VINGTIÈME OBSERVATION.

2e Fait. — *Pernicieuse cholérique.*

Cette fièvre se rencontre fréquemment chez les cultivateurs de la Dombes, durant les mois d'août, septembre et
octobre, c'est-à-dire à l'époque où l'action de la chaleur,
combinée avec celle de l'humidité, agit avec la plus grande
force sur le développement du principe producteur de la
fièvre. Alors aussi ceux qu'elle atteint sont livrés aux travaux les plus pénibles par un soleil brûlant qui imprime
aux organes sécréteurs une activité plus grande; c'est alors
que l'exhalaison cutanée est considérable et que, pour
réparer les pertes qu'elle occasionne, les absorbans de la
muqueuse intestinale sont doués d'une grande énergie, et
c'est alors sur eux que réagit la matière paludéenne.

Son apparition a quelquefois lieu avec des symptômes
tellement graves, si alarmans, qu'on a souvent de la peine
au premier abord à établir son diagnostic d'une manière
positive. Alors elle revêt tous les caractères du choléra
asiatique qui n'est, selon moi, qu'une fièvre pernicieuse au

4">4">4">4">4">4">4">4">4">4">4">4">4">4">4">4">4">4">4">4">4">4">4">4">4">4">4">4">

série de symptômes des plus alarmans ; un homme à cheval vient en toute hâte m'annoncer que Bonnaman se meurt. M'étant muni de quinine, nous partons aussitôt, et à mon arrivée je trouve le malade dans l'état suivant : peau froide, bleuâtre, syncopes réitérées, prostration générale très-prononcée, faiblesse extrême du pouls, extinction de la voix, déjections et vomissemens séreux, hoquet dans l'intervalle, yeux ternes et creux, pâleur de la face, sueur froide au front et au cou. Cet état se prolonge jusqu'à deux heures de la nuit. Alors, soit par un dernier effort de la nature, soit par l'effet de la médication suivie depuis mon arrivée, et qui se composait de frictions faites sur les membres avec de la laine chaude et du vinaigre bouillant, de synapismes promenés sur toute la peau, de vessies d'eau chaude introduites dans le lit du malade, une légère réaction sembla se déclarer sur le matin, un léger amendement dans l'ensemble des symptômes l'annonça. J'en profitais aussitôt pour faire prendre au malade vingt-quatre grains de quinine dans un peu d'eau de tilleul.

Cinquième jour, dans la soirée, apparition d'un nouvel accès, mais presque nul. Le lendemain, l'apyrexie fut complète ; dès-lors je continuais le fébrifuge pendant trois jours. Le malade conserva long-temps une grande faiblesse, mais échappa à la mort dont il avait été si fortement menacé.

VINGT-UNIÈME OBSERVATION.

Même genre.

Un jeune Auvergnat, maçon, arrivé depuis trois mois dans notre pays, est pris, dans l'été de 1834, d'une fièvre rémittente avec douleur du ventre, vomissemens, selles nombreuses se succédant sans relâche. Il éprouve des crampes dans les jambes, a perdu tout-à-coup ses forces. Au deuxième accès je suis appelé ; je reconnais l'existence d'une fièvre rémittente cholérique, et sans attendre plus long-temps, je conseille ce qu'il convient pour l'arrêter. Un des camarades de ce malheureux, apprenant que c'est la fièvre, la lui coupe, ainsi que cela se voit dans nos contrées, avec un demi-verre d'eau-de-vie, de la poudre et du poivre.

A ma visite suivante, le malade est sans pouls, la peau est généralement froide, le visage d'une pâleur mortelle, d'une lividité cadavéreuse; les yeux creux, la cornée terne, le regard fixe, la pupille dilatée, la respiration râlante. Comme je pensais que ma prescription avait été mise à exécution, je fus assez étonné de trouver mon malade dans cet état là; je me retirai en annonçant sa fin prochaine. Une heure après elle arriva.

Autopsie. — Peau d'un aspect généralement citronné, l'estomac est contracté; il est blanc extérieurement, à l'intérieur la muqueuse est pâle, légèrement rosée, mais sans aucune altération dans les parois, pas d'épaississement ni de ramollissement; les intestins grêles sont légèrement distendus par des gaz, leur aspect est le même que celui de la muqueuse gastrique, ils contiennent des vers agglomérés; le foie s'avance dans l'hypocondre gauche, en passant au-devant de l'estomac; la rate était gorgée d'un sang noir, son parenchyme ramolli.

Réflexions. — Dans ces deux exemples, il n'y a pas eu phlogose de la muqueuse intestinale, l'autopsie dans le second nous en donne la preuve. Nous n'attribuerons pas, à coup sûr, la couleur rosée de la muqueuse gastrique à une phlogose de l'estomac, lorsque les tissus de cet organe n'ont subi aucune altération dans leur structure. La mort ici est donc arrivée par la concentration de l'irritation nerveuse sur les follicules sécréteurs de la membrane muqueuse gastro-intestinale dont elle avait activé trop fortement les fonctions. L'influx nerveux s'est épuisé par l'activité trop grande qu'il a imprimée aux exhalans. C'est aussi ce qui arrive dans la fièvre pernicieuse de l'Inde ou le choléra,

qui n'est aussi, ai-je dit, qu'une fièvre pernicieuse cholérique, mais beaucoup plus violente encore, et que j'ai
appelée sus-pernicieuse asiatique.

Sus-pernicieuse asiatique ou choléra de l'Inde.

En 1831, lorsque le choléra exerçait ses ravages dans le
nord de l'Allemagne, une année avant son apparition en
France, je reçus à l'hôpital de Montluel, dans le courant
de mars, un jeune Corse qui succomba à cette terrible
maladie dans l'espace de quatre heures. Tous les symptômes
que ce malheureux me présenta me firent penser que cette
affection, dont la cause première est restée enfouie dans le
chaos, devait être rangée dans la classe de celles connues
sous le nom de fièvres. En 1832, lorsque le choléra éclata
à Paris, plusieurs médecins distingués de cette capitale
émirent la même opinion que moi : des succès couronnèrent
leur manière de voir; l'évidence n'a point encore parlé,
toutes les hypothèses peuvent donc être admises. Cherchons
alors à développer les motifs qui me portent à faire connaître
la mienne; je les tirerai et des rapports qui me sont parvenus
jusqu'à ce jour sur la maladie, et des symptômes que j'ai
observés moi-même dans l'exemple dont j'ai parlé plus haut
et que je vais citer en premier lieu (1).

Sur la fin de mars 1831, un jeune Corse, âgé de vingt
ans, Jean-Dominique Cabuccia, d'Ajaccio, nouvellement
débarqué, voyageait avec cinq de ses compatriotes, comme
lui destinés au 18ᵉ ou 27ᵉ régiment de ligne qu'ils allaient
rejoindre aux environs de Strasbourg; ils arrivent de Lyon

(1) Ce morceau a paru dans un petit recueil d'observations de
médecine pratique que je publiais au commencement de 1832, sous
le titre de *Mélanges de médecine.*

et viennent tous se présenter à l'hôpital de Montluel : Cabuccia seul fut admis, lui seul parlait un peu français.

Lorsque je le vis, il me dit qu'il ressentait depuis quelques jours un peu de malaise et de légers frissons dans le dos et les extrémités des doigts; il était faible, harassé de fatigue, le pouls petit, la langue humectée, sans rougeur aucune, recouverte au contraire d'une couche jaunâtre. Sa peau, olivâtre comme celle de ses autres compagnons, présentait cependant une différence de caractère qui me frappa; paraissait-elle m'annoncer l'explosion du choléra qui se déclarait déjà (comme M. Magendie prétend que sur le facies on peut dire à une personne qu'elle sera atteinte par l'épidémie)? La chose est possible, mais ce signe-là ne pouvait me suffire, puisque je n'avais jamais vu de cholérique, l'épidémie n'exerçant encore ses ravages que dans le nord de l'Allemagne. Quoi qu'il en soit, peu de temps après son admission dans notre hôpital, le jeune Corse fut frappé d'une véritable attaque de choléra, avec les mêmes symptômes que nous avons rencontrés l'année suivante sur les malheureuses victimes si nombreuses dans notre patrie.

Voici les symptômes que je remarquais deux heures après l'invasion de la maladie, car ses débuts, pris par la sœur de la salle pour ceux d'un violent accès de fièvre intermittente, l'empêchèrent de me faire appeler. Ce ne fut que lorsque les crampes, la diarrhée et les vomissemens apparurent, qu'on vint me chercher.

Cabuccia est couché sur le dos (position qu'il conserva jusqu'au dernier moment); il y a refroidissement des pieds et des mains, les doigts sont un peu fléchis et la peau en est ridée. Langue humide et d'un froid très-sensible, ainsi que tout le visage. Malgré toute mon attention, je fus très-étonné de ne point sentir le pouls, les mouvemens du cœur étaient lents, le malade ne paraissait nullement s'inquiéter, son visage avait quelque chose de particulier, le regard était d'un aspect effrayant, et au toucher sur les cuisses, les jambes et les bras, Cabuccia disait souffrir beaucoup ; il eut des crampes excessivement fortes qui durèrent jusqu'au dernier moment. Les facultés intellectuelles restèrent également intactes. Explorées, les régions épigastrique et abdominale étaient insensibles. Les vomissemens furent en premier lieu bilieux ; c'était une matière noire comme de l'huile qu'il lançait par gorgées à deux ou trois pieds de son lit ; sur la fin ils devinrent grisâtres. Malgré les frictions calmantes et stimulantes qui furent faites dans le double but et de rappeler la chaleur et de faire cesser les crampes, malgré les applications réitérées de synapismes, les potions calmantes et anti-vomitives, nous ne pûmes obtenir une réaction, et le malade succomba deux heures après mon arrivée.

Réflexions. — C'est bien là, je pense, toute la série des symptômes de l'épidémie qui ravage en ce moment notre pays. On ne peut nier l'existence du choléra et du choléra asiatique. D'où provenait-il ? Ce jeune Corse, en quittant sa patrie, venait-il de quelque pays infecté ? C'est ce que je ne puis pas dire ; mais toujours est-il que la maladie nous est apparue dans un moment où elle n'était encore qu'à Varsovie.

Nous eûmes aussi à la même époque, et dans le même mois, plusieurs cholérines ; l'une surtout eut des caractères si rapprochés du choléra, qu'on aurait pu la confondre avec ce dernier. C'était un homme de trente ans, le sieur Gervais, de Montluel, qui, après quelques jours de maladie, de dégoût, de diarrhée, fut tout-à-coup pris dans la nuit de déjections très-abondantes, avec vomissemens, crampes dans les bras et les jambes, froid général. Sa femme, croyant à une indigestion, lui donna du thé en abondance et chercha à le réchauffer.

Le matin je fus appelé, le pouls était à peine sensible, les extrémités toujours froides ; le malade cependant m'annonça qu'il se trouvait mieux, son visage était fortement abattu.

Je crus à l'existence d'une fièvre pernicieuse, et voyant la période de réaction survenir, je fis donner tout de suite au malade dix grains de sulfate de quinine et un lavement de quina camphré. Pendant deux jours je continuai le fébrifuge, et le malade fut parfaitement rétabli.

Toutes les cholérines que j'eus à traiter à cette époque cédèrent dès les débuts, selon les constitutions, aux applications de sangsues à l'anus ou dans les fosses iliaques, aux lavemens de son avec l'amidon et le laudanum, et ensuite à ceux de quinine.

Si donc les symptômes de la cholérine sont ceux du choléra, mais avec une intensité infiniment moindre; si c'est, comme quelques auteurs l'ont pensé, l'avant-coureur du choléra, et selon d'autres le choléra lui-même, le sulfate de quinine me paraît utile dans le premier cas pour prévenir l'explosion du choléra, et dans le second pour le détruire; mais toujours lorsque les médications appropriées aux symptômes des organes lésés auront été mises en usage. Etudions cette manière de voir.

J'ai dit que le sulfate de quinine (les principaux phénomènes de la cholérine détruits) pouvait être utile pour prévenir l'explosion du choléra, et je pense qu'on doit agir de même lorsque, sur la fin de l'épidémie, le choléra ne se montre plus qu'avec des symptômes bénins ou ceux de la cholérine.

Qu'est-ce en effet que le choléra?... Je ne trancherai point la question, je dirai seulement que, selon moi, c'est une fièvre intermittente que j'appelle pernicieuse asiatique au plus haut degré, qui foudroie au premier accès, puisque cette terrible maladie commence par la mort, que le malheureux qui en est atteint est aussitôt cadavérisé.

Dans un accès de fièvre, que trouvons-nous? La période de froid, celle de chaleur et celle de sueur qui le termine. Dans le choléra, un point sur lequel on est tous d'accord aujourd'hui, c'est la division de la maladie en deux périodes principales : l'algide et celle de réaction. Dans un accès de fièvre, la période de froid s'annonce par les mêmes phénomènes que ceux du choléra bleu ; mais ici la cause qui lui a donné lieu a agi d'une manière si forte sur les organes qu'elle a attaqués, qu'elle détruit subitement leur mode habituel de vitalité ; c'est ce que nous voyons dans quelques fièvres dites *pernicieuses*. Dans la cardialgique, nous trouvons une douleur vive à l'épigastre ; c'est une morsure, un déchirement insupportables ; la face est pâle, les traits profondément altérés ; il y a grande prostration, pouls à peine sensible.

Dans l'algide, le froid est excessif, la chaleur ne succède que très-lentement ; elle est alors peu considérable ; la soif est inextinguible.

Dans la cholérique, les principaux symptômes sont des vomissemens avec évacuations alvines excessivement abondantes, hoquet, altération de la voix qui semble s'éteindre, le pouls est souvent imperceptible : il y a lividité et froid des extrémités.

En réunissant alors les caractères de ces différentes fièvres, on a le choléra dans sa période algide ; mais comme je l'ai déjà dit plus haut, la cause qui a agi plus fortement a altéré plus profondément les organes ; ce qui développe cet appareil effrayant de symptômes qui se présente à nous avec la plus grande intensité. Lorsque l'accès paraît, les forces vitales sont aussitôt anéanties ; il tue, il foudroie, suivant la prédisposition plus ou moins grande de l'individu. Comme une fièvre intermittente pernicieuse fera succomber au deuxième ou au troisième accès, le choléra tuera au premier ; sa violence est si grande qu'il ne peut parcourir toutes ses périodes, les organes ont perdu leur influence nerveuse, leur principe vital est foudroyé ; ce qui les empêche pour long-temps de reprendre leurs fonctions, et par suite (comme dans une fièvre intermittente) ne laisse pas à l'apyrexie le temps de paraître.

Dans une intermittente bénigne, l'intermittence est toujours bien prononcée ; qu'elle devienne plus grave, vous la
voyez déjà disparaître, échapper souvent à l'attention du
médecin le plus érudit, et les malades trop souvent périr
au deuxième ou troisième accès. (Pernicieuse.)

Dans celle-ci, le principe, la cause qui lui a donné
naissance, a déjà agi plus fortement sur les organes et leur
a imprimé une désorganisation bien plus grande ; il n'y a
plus d'intermittence ou elle s'est effacée presque totalement :
aussi la fièvre a-t-elle atteint son summum d'intensité. Les
choses, dans le choléra, sont encore plus sérieuses, les
accidens plus prompts ; il semble que toutes les forces de
l'organisation se sont réunies, concentrées, pour agir en
une seule fois.

Le choléra, cette fièvre intermittente pernicieuse asiatique, semble donc par son intensité n'avoir qu'un seul
accès. Si chez elle, presque toujours, il n'y a pas retour de
l'attaque, on vient d'en voir le motif ; d'ailleurs quelques
rechutes, quelques récidives de la période de froid, ont été
observées à Paris : l'intermittence, d'après cela, peut donc
rigoureusement être admise. N'a-t-on pas ensuite remarqué
chez quelques cholériques la période de réaction se terminer
par des sueurs abondantes ? Tout prouverait donc que dans
le petit nombre de cas où le choléra peut suivre sa marche,
on y retrouve, comme dans celle d'une fièvre intermittente,
les trois périodes de froid, de chaleur et de sueur. C'est donc
une fièvre, mais une pernicieuse au plus haut degré, qui
le plus souvent, à cause de sa grande intensité, ne peut
avoir qu'un seul accès.

Quoique la cause de cette maladie soit inconnue, il est
probable, comme la plupart des auteurs le pensent (et c'est
l'opinion la plus rationnelle), qu'elle réside dans l'atmosphère, que le choléra, ainsi que les fièvres, est un empoisonnement miasmatique. Du reste, quelle qu'en soit la
source, je crois que par son influence sur certains organes,

elle peut à la longue les rendre aptes à contracter l'affection morbide, en changeant leur mode habituel de vitalité, et cela surtout d'après la prédisposition des individus, car j'admets une constitution médicale et la constitution atmosphérique. Dans un pays fiévreux comme le nôtre, on ne peut nier l'existence d'une constitution fiévreuse, c'est-à-dire d'une prédisposition chez certains individus à contracter les fièvres des pays marécageux. Ne voyons-nous pas souvent les mêmes personnes en être atteintes toutes les années? La constitution atmosphérique y est également bien évidente : un étranger ne bravera pas impunément dans les mois d'août, septembre et octobre, le climat de nos pays, sans lui payer le tribut par plusieurs accès de fièvre intermittente.

Suivant donc la constitution médicale de l'individu, je regarde qu'il sera plus ou moins apte à contracter le choléra, et suivant la constitution atmosphérique, qu'il y aura un plus ou moins grand nombre de personnes atteintes.

Dans la Dombes, il y a des années où dans presque toutes les maisons plusieurs personnes sont prises par les fièvres intermittentes; dans d'autres saisons, au contraire, à peine en voit-on. Cela vient de ce que la constitution atmosphérique est plus ou moins chargée de ces miasmes, de ce principe, cause, à dire vrai, encore inconnue des fièvres intermittentes. Il doit en être de même pour le choléra : suivant la disposition des localités à recevoir sa cause, il agira avec plus ou moins d'intensité, et sur un plus ou moins grand nombre d'individus, suivant qu'il y en aura plus ou moins sous l'influence de la constitution médicale.

Nous venons de voir le rapprochement qui existe entre le choléra de l'Inde et la fièvre pernicieuse cholérique de nos pays; le mode d'action du premier a lieu avec une intensité des plus vives, sa brusque apparition et la violence avec laquelle il se développe, tiennent à la constitution atmosphérique beaucoup plus brûlante que celle de notre pays.

Dans les climats tempérés, comme chez nous, la fièvre pernicieuse cholérique apparaît avec des symptômes plus tranchés et moins graves; mais quelle que soit la différence entre le danger de l'un et celui de l'autre, la conformité dans la marche est la même; mêmes phénomènes morbides, même lésion d'organes. Et ce n'est qu'à cette similitude parfaite que nous retrouvons entre les deux maladies, que provient la dénomination de cholérique, que les pyrétologistes ont donnée à la fièvre qui se déclare en France avec les caractères du choléra de l'Inde.

Si donc l'on admet que celui-ci soit une fièvre pernicieuse, c'est, comme je l'ai conseillé, dans l'écorce du Pérou qu'il faudra chercher l'arme avec laquelle on aura à combattre un aussi redoutable ennemi. Mais quel instant choisir pour l'administrer avec succès? La réponse, j'en conviens, est difficile. Une fois le choléra déclaré, durant la période de froid, le fébrifuge sera impuissant; il faut alors attendre celle de réaction, et porter la quinine aux doses les plus élevées. Donnée quelques heures avant l'apparition de l'accès, elle pourra le prévenir également, je le pense, dans la convalescence de la cholérine.

Quoique prenant naissance dans des régions lointaines, le choléra peut, comme la peste et la fièvre jaune, s'acclimater dans nos pays, c'est-à-dire y trouver les conditions favorables au développement de son principe; il nous arrive par des changemens qui s'opèrent dans la constitution atmosphérique; il est donc épidémique et non contagieux.

VINGT-TROISIÈME OBSERVATION.

Pernicieuse puerpérale.

Nous voyons avec surprise ALIBERT nier l'existence de la fièvre pernicieuse puerpérale, en rejeter un exemple rapporté par le célèbre Osiander, de Gottingue. Quoique très-imparfaitement décrit, il est vrai, le fait n'en est pas moins constant, et si notre pyrétologiste français s'était trouvé dans quelques contrées marécageuses comme les nôtres, dans la saison des fièvres, c'est-à-dire en juillet, août, septembre, il aurait pu se convaincre combien les femmes qui sortent de couches sont aptes à percevoir l'influence de la constitution atmosphérique. Tout chez elles les prédispose en effet à l'action du miasme ; j'ai même vu cette fièvre se déclarer épidémiquement dans une commune, atteindre et faire succomber trois femmes dans le même mois. Leur organisation, si fortement ébranlée par le travail de l'enfantement, la surexcitation du système nerveux à cette époque qui les rend alors si impressionnables, le trouble des principales fonctions de l'économie, tout ne doit-il pas contribuer a les soumettre d'une manière plus particulière encore à l'influence fiévreuse. J'ai observé sept cas de fièvre pernicieuse puerpérale ; les intermittentes et rémittentes simples sont fréquentes, on ne saurait donc admettre l'opinion d'Alibert, qui s'exprime ainsi au sujet de l'observation rapportée par Osiander :

« On a eu raison, sans doute, de contester l'existence de
« la fièvre pernicieuse puerpérale que M. Osiander, savant
« médecin de Gottingue, dit avoir observée en 1781, et qu'il
« a voulu désigner sous le titre de *Febris puerperalis inter-*
« *mittens perniciosa.* Il suffit de rappeler succinctement les
« symptômes qu'il décrit, pour prouver d'une manière
« invincible que son assertion est sans aucune sorte de
« fondement. Cette maladie, dit-il, qui a été aussi deux fois
« observée par le docteur Stein, se fait reconnaître par les
« phénomènes suivans :

« A son début, frissons très-intenses, froid glacial aux
« pieds, aux mains et le long du dos, tremblemens extraor-
« dinaires dans les membres et dans la mâchoire inférieure,
« pouls petit d'une extrême fréquence ; à ce froid, qui se
« continue quelquefois l'espace d'une heure, succède un

« chaud violent, le pouls devient plein sans perdre de sa
« vitesse, et enfin une sueur copieuse vient baigner tout
« le corps de la malade accouchée. Telle était à peu près la
« marche de la fièvre que M. Osiander eut occasion de
« remarquer chez une femme de Cassel, affectée auparavant
« de rachitis et d'un catarrhe chronique utérin. L'enfante-
« ment avait été très-laborieux, puisqu'on avait été obligé
« de recourir au forceps. Cette fièvre se déclara entre le
« troisième et le quatrième jour après les couches, et sept
« jours après l'invasion du premier accès, la malade suc-
« comba. On procéda à l'ouverture du cadavre ; on trouva
« des traces d'inflammation dans la trompe et l'ovaire de la
« partie droite de la matrice, tandis que la partie gauche
« adhérait à l'intestin rectum et au péritoine. L'ovaire
« gauche était presque totalement détruit, et sa surface
« était couverte de pus. En faut-il davantage pour démon-
« trer que cette affection n'a aucun rapport d'analogie avec
« les fièvres dites pernicieuses ? Tous les médecins observa-
« teurs ne doivent-ils pas la considérer comme une simple
« fièvre de suppuration, telles qu'on en voit fréquemment
« dans les hospices ? Les prétentions de M. Osiander sont
« d'autant moins solidement appuyées, qu'il avoue lui-
« même que le quinquina est de nul effet dans cette espèce
« de fièvre, et qu'il propose de remédier aux accidens par
« des moyens mécaniques et opératoires. »

Nous ne pouvons, comme M. Alibert, que reconnaître
l'insuffisance du fait rapporté par le célèbre médecin de
Gottingue ; on n'y retrouve point, en effet, les caractères
que l'on rencontre dans les fièvres dites de marais ; plusieurs
symptômes qu'il a désignés ne me sont même jamais apparus
dans les différentes fièvres pernicieuses puerpérales que j'ai
eu occasion d'observer, et dont je vais citer deux ou trois
exemples.

En 1834, au mois de septembre, nous reçûmes à l'hôpital
de Montluel une jeune femme (vingt-quatre ans), d'un

tempérament nervoso-chlorotique, accouchée depuis huit jours de son second enfant, sans aucune suite fâcheuse soit pendant, soit immédiatement après le travail. Cependant, au sixième jour, les lochies se suppriment, des frissons apparaissent, suivis bientôt d'une chaleur intense; une douleur assez vive se fait d'abord sentir dans la région hypogastrique, puis elle s'irradie à tout l'abdomen, le pouls est fort, accéléré (à 112 pulsations), la dyspnée assez grande, le facies exprime, par l'altération assez prononcée des traits, le développement du travail inflammatoire dans la cavité abdominale; il offre une teinte jaunâtre, à l'exception des pommettes qui sont d'un rouge violet; la peau des bras est sèche, terreuse, participant aussi à la teinte générale et légèrement ictérique; la langue est humide, recouverte d'un enduit limoneux; des vomissemens bilieux ont lieu fréquemment, au toucher la région épigastrique n'est cependant pas douloureuse, sur l'hypogastrique seulement et les iliaques, la pression de la main est désagréable. Pas de selles.

Prescription. — Dix sangsues à chaque cuisse, fomentations très-chaudes sur l'abdomen, lavemens simples, synapismes aux extrémités, eau gazeuse avec le sirop de groseilles, diète absolue.

Le septième jour, même état, la douleur du ventre est la même; une nouvelle application de quinze sangsues est faite sur la région hypogastrique.

Le huitième, à huit heures du matin, frissons presque imperceptibles, chaleur des plus intenses, bouche amère, sèche, vomissemens fréquens, pouls toujours dur et vibrant (110 pulsations), deux selles liquides dans le courant de la journée, la dyspnée est plus apparente, le regard est animé; la malade parle avec volubilité et par moment sans suite; elle accuse une douleur plus forte dans le ventre, la pression en effet est plus douloureuse; continuation des vomissemens, langue du même aspect. (Même traitement.)

Ce jour-là, à dix heures du soir, les lochies, qui jusque alors n'avaient consisté qu'en un léger suintement, s'annoncèrent de nouveau, mais faiblement; le pouls ne donnait plus que 100 pulsations, les vomissemens ne furent pas aussi suivis. (Larges vésicatoires camphrés aux jambes; on continue toujours les fomentations.)

Le neuvième, à six heures du matin, exaspération de tous les symptômes, surtout de la douleur péritonéale, principalement au moment des selles qui sont devenues fréquentes; le pouls est remonté à 120 pulsations, il est toujours le même; la malade cependant est beaucoup plus faible, le ventre est météorisé. (Onguent mercuriel en frictions, fumigations sous les couvertures, vessies d'eau chaude sur les parties latérales du corps; le lavement suivant est donné en quatre fois dans la journée :

Eau de son, liv. j.

Laudanum de Sydenham, gouttes x.

Gomme adrag., gr. xx.

Amidon, gros j.

Je reconnais bien l'existence d'une fièvre rémittente puerpérale, tendant à devenir très-promptement mortelle; je n'ose ni recourir aux évacuations sanguines, qui infailliblement tueront la malade, ni à l'administration du fébrifuge dont on ne peut songer à mettre en essai l'action, l'état des voies digestives le contre-indiquant. Dans ce doute, le cas me paraissant désespéré, le soir, à dix heures, je fis prendre à la malade un julep calmant, rendu fébrifuge par l'addition de vingt grains de sulfate de quinine.

Quoique dans une grande anxiété, la malade jusqu'à six heures parut moins fatiguée; mais sur le matin le délire apparut, elle voulait abandonner son lit, les évacuations étaient involontaires, la tuméfaction du ventre considérable, le pouls petit, serré, le visage profondément altéré. On tente ce soir-là de faire prendre encore, à neuf heures, vingt nouveaux grains de sulfate de quinine; mais la malade étant sans connaissance, refuse d'avaler.

Dans la journée du 11, les symptômes s'aggravèrent toujours; au délire succéda la somnolence, les pupilles étaient dilatées, le pouls imperceptible, la poitrine s'embarrassa, une sueur froide se manifesta, les extrémités se refroidirent, et la mort arriva bientôt.

Autopsie. — Extérieurement, lividité générale de tout le corps.

Abdomen. — Intestins grêles distendus par une grande quantité de gaz, le péritoine qui les recouvre est fortement injecté; quelques légères adhérences unissent dans quelques parties certaines portions d'intestins aux parois abdominales; à droite, inférieurement, dans le petit bassin, une collection purulente; sur la rate, l'estomac, le foie, on rencontre des pseudo-membranes. L'utérus est engorgé, friable. A l'intérieur, l'estomac n'offre dans sa structure rien qui ne soit physiologique; l'intestin grêle présente sur quelques points des traces d'une assez vive injection. L'encéphale et les organes de la poitrine sont parfaitement sains.

Réflexions. — On ne peut nier, dans cet exemple, l'influence de la constitution atmosphérique régnant alors dans notre pays, son action pernicieuse sur une organisation déjà prédisposée, par des lésions locales, à contracter l'infection miasmatique.

D'abord les lochies se suppriment, puis apparaît une douleur légère dans la région de l'utérus; bientôt elle augmente, s'étend à tout l'abdomen, s'accompagnant de symptômes caractérisant tous une péritonite. Vomissemens abondans, sans que la langue indiquât aucune altération dans l'estomac, le météorisme sans fluctuation, la douleur vive de l'abdomen, l'altération profonde des traits, voilà pour justifier le mouvement fébrile continu, dû, sans contredit, à cette lésion profonde des organes de l'abdomen;

puis chaque matin, l'exaspération de tous ces symptômes, l'élévation du pouls, l'anxiété plus forte du malade, la plus grande abondance des vomissemens, voilà le paroxysme. Sur le soir, la presque cessation de ces derniers, l'abaissement du pouls, le retour des urines et d'un peu de calme, voilà la rémission ; symptômes nerveux prouvant aussi d'une manière incontestable la lésion de ce système, sa participation dans le trouble général des fonctions de l'économie. Quoique difficile à reconnaître, étant masquée par le mouvement fébrile continu, l'intermittence nerveuse n'en est pas moins évidente dans cet exemple comme dans les précédens.

La maladie reconnue, laissait-elle quelque espérance ? Non. Pour détruire la phlegmasie abdominale, préparer l'organisation à l'action du fébrifuge, fallait-il énergiquement recourir aux sangsues, à la lancette ? Non, non !... la mort eût été plus prompte. Donner l'ipécacuanha ? on s'exposait encore à perdre du temps ; j'avais à combattre un de ces cas désespérés, dans lesquels le médecin entrevoit le danger sans pouvoir en triompher, dans lesquels, avec l'arme la plus sûre, la gravité des lésions locales, des symptômes nerveux, leur promptitude, ne lui laissent pas le temps de lutter, la mort enlevant le malade et ne laissant au médecin que la preuve de son impuissance. Ici, c'était encore le cas de suivre le sage précepte de Torti : donner avant tout le quinquina.

Le 1er septembre 1842, la femme Vaillant, de Montluel, âgée de vingt-huit ans, tempérament sanguin, accouchée depuis huit jours de son sixième enfant, éprouve dans la soirée un froid très-intense, suivi bientôt d'une chaleur sèche fatigante. Les lochies se suppriment, le ventre devient douloureux, des vomissemens bilieux apparaissent, et la malade reste dans cet état jusqu'au 3.

Le 4, au matin, je la trouve avec une grosse fièvre (123 pulsations), la langue est d'un rouge vif, sèche, recouverte

9

d'un enduit limoneux; la soif est inextinguible, le regard vif, la face colorée, le ventre douloureux; la femme Vaillant rejette tout ce qu'elle prend. (Vingt sangsues aux cuisses, limonade gazeuse, fomentations émollientes, lavemens simples.)

Nuit mauvaise, un peu de délire.

Le 5, pas d'amélioration; les vomissemens bilieux sont toujours abondans, le pouls fort, accéléré; la langue sèche, très-rouge, et la soif ardente. Quelques légères défaillances apparaissent sur le soir, l'anxiété augmente, le délire reparaît toute la nuit, et se maintient par intervalles dans la journée du 6. Durant celle-ci, la fièvre alla toujours en augmentant; mais une grande prostration chez la malade, et une profonde altération dans le facies, m'inspirèrent une vive inquiétude sur son compte. Sur la fin du jour, la respiration devint très-courte, l'anxiété alla toujours en augmentant, le pouls tomba tout-à-coup, devint petit, misérable, et quelques heures après la malade expira, lorsque ses parens, quoique je les eusse avertis, la croyaient encore pleine de force et par conséquent éloignée du fatal instant.

L'autopsie n'a pas eu lieu.

Réflexions. — Cet exemple est en tout conforme au précédent. La rapidité avec laquelle les symptômes alarmans se sont développés indique assez l'impossibilité où je me trouvais de pouvoir régulariser la marche de cette fièvre, de la ramener, par une méthode curative convenablement dirigée, à un type qui m'eût laissé quelque espérance. Sous l'influence de l'irritation nerveuse, de la lésion de ce système, les altérations organiques de la muqueuse intestinale, de la membrane péritonéale, et peut-être même de l'utérus, se sont accrues, le mouvement fébrile continu, en augmentant sans cesse, l'a emporté sur l'intermittent, et les propriétés vitales ne se sont si brusquement éteintes que par l'épuisement trop grand et trop prompt de la puissance nerveuse.

VINGT-QUATRIÈME OBSERVATION.

Rémittente pernicieuse puerpérale.

Le 26 septembre 1833, ma femme, bien constituée, âgée de vingt-trois ans, accouche heureusement de son premier enfant, et deux jours après, sans avoir commis aucune imprudence, elle est prise d'un froid de pieds très-prononcé, suivi bientôt d'une élevation dans le pouls, d'une chaleur plus vive avec sécheresse à la peau. Les linges du soir me paraissent moins tachés que la veille, le ventre est légèrement météorisé. (Cataplasmes de farine de lin sur le ventre, julep calmant pour la nuit, trois applications de moutarde sur les extrémités inférieures, tilleul et violettes en boisson, lavement simple.)

Le 29, amélioration dans la matinée, le pouls cependant donne encore 89 pulsations, mais il y a moins de chaleur à la peau et les lochies coulent en plus grande abondance. Le soir, à trois heures, retour du froid aux pieds et aux genoux, suivi bientôt d'une grande anxiété; suppression marquée de l'écoulement utéro-vaginal, et par suite tuméfaction et douleur du ventre dans la région hypogastrique; difficulté d'uriner, pouls donnant, à dix heures du soir, 103 pulsations. (Dix sangsues à chaque cuisse, continuation des autres moyens.)

Le 30, à huit heures du matin, le pouls est toujours à 102 pulsations; ma femme est altérée, sa langue cependant est naturelle, son état est le même que la veille. Sur le soir, l'anxiété augmente, le pouls s'élève à 112 pulsations, le ventre devient très-douloureux, quelques vomissemens apparaissent, les lochies sont entièrement supprimées. (Potion calmante, frictions chaudes et stimulantes sur les jambes, fomentations, fumigations, vessie d'eau chaude dans le lit, vingt nouvelles sangsues sur la région hypogastrique.) Délire dans la nuit.

Le 1ᵉʳ octobre, la maladie augmente, la fièvre est forte, le pouls donne 123 pulsations; ma femme se sent faiblir, par moment même ses idées ne sont pas bien suivies, la douleur du ventre est très-forte, les urines rares et rouges, elles déposent un sédiment briqueté.

Voyant la maladie empirer, et malgré les évacuations sanguines locales, le pouls se maintenir toujours fort, indice d'une profonde altération dans les centres nerveux, je voulus recourir tout de suite à l'administration du sulfate de quinine, sans cependant abandonner pour cela le traitement antiphlogistique et les dérivatifs sur le canal intestinal; au toucher l'organe de l'utérus était douloureux et brûlant. (Quinze sangsues à la vulve; sulfate de quinine, gr. xx en potion; un vésicatoire camphré à chaque jambe, fomentations sur le ventre. On y fait des frictions avec de la pommade napolitaine, et à l'aide de l'appareil à fumigations, on dirige de la vapeur chaude dans le lit de la malade; petit lait nitré.)

La nuit du 1ᵉʳ au 2 octobre fut très-mauvaise; ma femme eut un délire continu. Cependant, à mon grand étonnement, sur les six heures du matin le 2, une sueur générale et des plus abondantes inondait la malade, le pouls était retombé à 101 pulsations, les urines coulaient en plus grande abondance, les lochies avaient reparu, le ventre était moins douloureux, moins tuméfié, un mieux sensible existait. A quoi était-il dû? au fébrifuge? Oui, mais en partie seulement, quoique l'accès du soir du 1ᵉʳ octobre eût été plus fort, ce que l'on rencontre souvent après le premier usage des préparations de l'écorce du Pérou. Les moyens employés pour produire une énergique réaction à la peau, avaient aussi puissamment contribué à produire cet heureux résultat.

Prescription du 2 au matin. — Nouvelle potion contenant vingt grains de quinine, continuation des autres moyens.

Le soir, la fièvre fut beaucoup moins forte, et le 3 au

matin ma femme n'en avait pas. A partir de ce moment, les symptômes pyrétologiques ne se montrèrent plus qu'avec le type franchement intermittent. Durant quelques jours encore elle éprouvait chaque soir un petit accès, dont quelques doses toujours décroissantes du fébrifuge suffirent pour triompher. Alors, sous l'influence des frictions résolutives, des fomentations, des fumigations, des laxatifs, la lésion locale, l'affection abdominale disparut.

Réflexions. — La fièvre dont ma femme fut atteinte quelques jours après être accouchée, était une rémittente dont l'existence ne peut être attribuée qu'à l'influence atmosphérique alors existante dans notre pays (septembre), puisque nulle autre cause n'avait pu lui donner naissance. Il n'y avait eu de sa part aucune imprudence, sa délivrance avait été des plus heureuses; tout porte donc à croire, comme j'en reste convaincu, qu'elle fut soumise à l'intoxication.

Les phénomènes morbides, sous l'influence de la phlogose abdominale, se sont accrus, et la violence des mouvemens pyrétologiques a été telle, que les paroxysmes bientôt ont disparu, la fièvre alors est devenue sub-intrante.

L'inflammation, compliquant l'intermittence nerveuse, a été assez énergiquement combattue, dès sa naissance, par les sangsues; mais sous l'influence des évacuations sanguines, voyant que la maladie s'aggravait par suite de l'affaiblissement du système nerveux, j'eus recours tout de suite aux moyens thérapeutiques qui me permettaient de contrebalancer l'action doublement funeste de l'agent toxique et des saignées locales. Tout en donnant à doses raisonnables le fébrifuge pour lutter en premier lieu contre le principe désorganisateur, mon attention aussi se fixa sur un autre moyen, secondaire il est vrai, mais qui devait produire d'heureux résultats. Par les fomentations, les fumigations, les frictions, je songeai à produire une vive réaction à la peau; les sueurs abondantes qui résultèrent de cette méthode curative et le mieux qui se remarqua tout aussitôt, justifièrent ma manière de voir.

Après la troisième application de sangsues, la phlegmasie abdominale céda, la diminution des douleurs et l'apparition des lochies en furent la conséquence, les frictions résolutives n'y furent pas non plus étrangères ; les mouvemens pyrétologiques se régularisèrent, et en peu de temps nous vîmes, à la suite de la marche que j'avais suivie pour combattre la maladie, nous vîmes, dis-je, la fièvre se dessiner de mieux en mieux, la violence des symptômes diminuer, et une intermittence franche en être le résultat.

Les femmes, je le répète, à la suite de leurs couches, sont très-aptes à contracter les fièvres de marais ; j'en ai acquis la preuve par un très-grand nombre de faits. J'ai remarqué aussi que ces maladies prenaient plus promptement, dans ces circonstances, un caractère grave.

J'ai cru devoir me borner aux trois exemples que je viens de rapporter, pour prouver l'existence de la fièvre pernicieuse chez les femmes en couches. Pourquoi donc les auteurs lui ont-ils refusé la dénomination de *puerpérale ?* Elle me semble, au contraire, parfaitement caractériser sa nature première.

Puisqu'on ne peut nier que les femmes en couches soient comme les autres, et plus que les autres, soumises à l'influence de l'intoxication paludéenne, pourquoi donc, pour la distinguer des autres, ne pas lui laisser une dénomination qui dit tout ? Dites fièvre intermittente des femmes en couches, ou fièvre intermittente puerpérale, ne sera-ce pas toujours la même ?

Après avoir décrit la fièvre pernicieuse sous ses différens types, je me trouve ramené, par la dernière observation que nous venons de lire, aux intermittentes franches ; je vais donc en profiter pour mettre sous les yeux de mes lecteurs quelques faits graves, d'une autre nature encore, et que l'on rencontre aussi parfois dans la Dombes et la Bresse.

SECTION V^e.

—

VINGT-CINQUIÈME OBSERVATION.

Algide. — *Intermittente pernicieuse.*

Au mois d'octobre 1833, un dragon, se rendant chez lui
en congé de convalescence, est admis dans notre hôpital,
à son passage à Montluel.

Après une marche forcée et une pluie abondante qu'il
avait reçue toute une journée, il est de nouveau atteint
d'une fièvre intermittente pour laquelle déjà il avait reçu
les secours de la médecine militaire.

Le 3 octobre, à deux heures de l'après-midi, il est pris
d'un froid général qui dure une heure, suivi d'une chaleur
intense, avec céphalalgie sus-orbitaire, lumbago, soif. La
langue est humide, recouverte d'un enduit muqueux; deux
vomissemens bilieux ont eu lieu durant la période de froid,
deux ascarides lombricoïdes ont été rendus; il y a chez le
malade un peu d'œdème vers les malléoles, les urines sont
moins abondantes, les selles rares, le ventre est légèrement
météorisé, sans douleur à la pression, la région splénique
seule présente un petit engorgement sensible à la pression,
le pouls est à 108 pulsations. (Tisane de chiendent nitrée,
frictions sur le ventre et à la partie interne des cuisses avec
la pommade suivante :

> Axonge, once j.
> Extrait de scille, ⎫ gros j.
> Extrait de digitate, ⎭
> Nitrate de potasse, gros ij.

_(Un vésicatoire camphré à chaque jambe, et ipécacuanha gr. xx, à prendre dans la matinée du lendemain 4; vingt sangsues sur la région splénique que l'on tient recouverte avec des cataplasmes de farine de lin.)

Dans cette journée du 4, à cinq heures du soir, retour de la fièvre, mais le froid est moins intense, moins long que la veille, il n'y a eu que quelques nausées, et le 6, à quatre heures du matin, l'accès se termina par une sueur assez abondante.

Les 7, 8 et 9, mêmes phénomènes morbides, même bénignité dans leur marche, et même terminaison.

Le 10, à cinq heures du matin, le malade prend un lavement avec

Sulfate de quinine, gr. x.

Un large emplâtre de vigo-cum-mercurio est appliqué sur la rate qui n'offre plus de douleur à la pression. (Quart de portion.) Le soir pas de fièvre. Une indigestion a lieu dans la nuit.

Le 11, à ma visite, je trouve de la fièvre à ce militaire; il se plaint de coliques, quelques vomissemens et quelques déjections alvines ont lieu. Diète absolue, thé léger, cataplasmes sur le ventre.

A sept heures du soir, la sœur de la salle me fait prier de vouloir bien passer auprès du malade qui est au plus mal. J'arrivai en même temps que l'aumônier qu'on avait aussi fait prévenir.

Le malade conservait sa connaissance, mais il était presque cadavérisé, son regard était éteint, sa voix faible et expirante, son visage profondément altéré, une sueur froide, visqueuse, inondait tout son corps, sa peau était cyanosée et généralement d'un froid de marbre, sa langue même me parut y participer, le pouls était inappréciable.

On donna à ce militaire l'extrême-onction, et les moyens suivans lui furent ensuite administrés. (Frictions avec de la

laine chaude sur les bras et les jambes, linges chauds sur
la cavité abdominale et sur la région du cœur. Nouvelles
frictions avec l'alcool camphré, aiguisé avec de la moutarde; durant trois quarts d'heure on ne cessa pas. Boissons
chaudes et sudorifiques, bouteilles et vessies d'eau chaude
dans le lit.) Trois heures après ce traitement, je m'aperçus
que le pouls se relevait un peu; je fis alors continuer les
mêmes moyens : on enveloppa les jambes du malade dans
du coton, qui fut recouvert de taffetas gommé; insensiblement la chaleur reparut aux extrémités, la cyanose céda,
et la période de réaction se dessina franchement au bout de
quelques heures.

Arrivé à ce résultat contre mon attente, je donnais tout
de suite le fébrifuge. Quarante grains de sulfate de quinine
furent administrés tant en potion qu'en lavement; la plaie des
vésicatoires fut recouverte avec de la quinine, et deux fois
par jour les membres furent frictionnés avec le liniment
suivant :

> Alcool, onces iij.
> Camphre, gros ij.
> Sulfate de quinine, gros j.
> Laudanum de Sydenham, gouttes 60.

Le 12, à midi, retour de la fièvre; froid, mais insensible
et durant un quart d'heure seulement; prompte apparition
de la période de chaleur, suivie au bout de quelques heures
d'une abondante sueur. (Continuation du fébrifuge à doses
décroissantes.)

Le 17, cessation complète de la fièvre.

Le 21, sortie de l'hôpital.

Réflexions. — Si le sujet de cette observation eût succombé
à cette fièvre intermittente pernicieuse algide, la mort dans
ce cas serait arrivée par la lésion profonde des forces particulières qui produisent la chaleur, et comme celle-ci est
le résultat de l'action nerveuse, c'eût été à la perte, à

l'épuisement de ce fluide qu'il eût fallu l'attribuer. Rien chez ce militaire n'indiquait une lésion viscérale profonde, la muqueuse intestinale était intacte, et l'état de la rate indiquait plutôt une congestion sanguine qu'une phlegmasie.

Soumise déjà à l'influence d'une fièvre intermittente simple, l'organisation du malade, avant de recevoir nos soins, en avait bien, il est vrai, subi une fâcheuse, le sang s'était appauvri, sa fluidification commençait à favoriser des collections séreuses dans le tissu cellulaire, et même dans la cavité abdominale ; mais nous ne devons point considérer cela comme une cause capable d'avoir développé les accidens graves et foudroyans que nous avons remarqués dans la nuit du 11.

L'écart de régime (dû à la complaisance imprudente d'un autre malade), en produisant un trouble général dans l'organisation, en rappelant les phénomènes morbides primitifs, a produit sur le système nerveux (alors à peine rentré dans son état normal) une surexcitation si vive et si instantanée, que ses fonctions physiologiques se sont tout-à-coup trouvées anéanties, et ici, je le répète, c'est surtout sur celle d'où dépend la chaleur animale que l'altération la plus profonde s'est développée.

Sur le cahier des prescriptions j'avais recommandé que, si le malade ne reprenait pas la fièvre le 10 dans la soirée, on ne donnerait pas le fébrifuge dans la matinée du 11 (ce fut un tort) ; mais jusqu'alors l'affection s'était présentée avec des caractères si bénins, que mon intention avait été de ne recourir à la quinine que tous les deux jours. Maintenant, je le demande de nouveau, est-ce pour n'avoir pas continué de donner le médicament, ou à l'écart de régime qu'il faut attribuer l'accès pernicieux ? Je le confesserais sans détour, si je croyais que ma manière de faire eût pu contribuer à développer les accidens fâcheux qui survinrent ; mais il ne peut y avoir de doute sur les résultats funestes que devait produire une indigestion dans l'état où le malade se trouvait, et je reste convaincu que si elle n'avait pas eu lieu, la marche ordinaire de la fièvre, la bénignité des symptômes ne se seraient pas démenties.

Voilà donc encore un exemple de fièvre pernicieuse où nous voyons le système nerveux jouer le principal rôle, tous les phénomènes morbides tenir à la lésion directe de son influence sur les fonctions de notre organisation, à l'altération de sa nature première. Je crois être le premier qui ai rapporté un cas semblable ; mais dans toutes les fièvres de la nature de celle-ci (algide), les choses ne se passent pas toujours de même, presque toujours il y a une lésion organique profonde ; cela tient à ce que l'irritation sur l'organe a été des plus vives, des plus intenses, des plus prolongées, ce qui donne l'explication du froid glacial, caractère principal, symptôme dominant de la maladie.

J'ai trouvé dans le *Journal des connaissances médico-chirurgicales*, une observation d'une grande analogie avec la précédente ; elle est due à un médecin d'une érudition profonde, M. le docteur Gouraud père. La voici :

« Le 27 septembre, vers les deux heures du matin, on « apporta sur un brancard, à l'hôpital, un soldat du 20e « léger, nommé Gayron, âgé de vingt-quatre ans, demi- « hercule. Il était tombé tout-à-coup en défaillance au « quartier, et n'avait eu que la force de crier : Je me sens « mourir !... Cyanose, froid glacial à la surface du corps, « moindre au front, un peu de chaleur à la langue et à « l'haleine, angoisses, respiration étouffée, yeux obscurcis « et à demi-fermés, bouche béante ; le pouls ne commençait « à être perceptible qu'au pli du bras ; intégrité des fonc- « tions intellectuelles ; point de coliques, de vomissemens, « ni de diarrhée. Le malade, loin d'être indifférent sur son « état, comme les cholériques asiatiques, ne cessait de dire « d'une voix éteinte : Sauvez-moi la vie, faites-moi quelque « chose, ou je suis un homme perdu. Les renseignemens

« portaient que Gayron avait eu un léger accès de fièvre de
« dix heures du matin à deux heures de l'après-midi, trois
« jours de suite, et qu'il avait refusé d'entrer à l'hôpital.
« Faites-lui une petite saignée, me conseillait quelqu'un,
« et je vous assure que son pouls va se relever. » Le com-
« mémoratif et la constitution médicale me disaient trop
« haut que la maladie était une fièvre intermittente légi-
« time, dégénérée en pernicieuse. En attendant la marche
« du second stade, je fais envelopper le corps de la tête aux
« pieds dans une couverture de laine, sur laquelle on
« promène une bassinoire, bonnet et chaussettes de laine,
« frictions alcooliques chaudes sur les membres et la poi-
« trine, synapismes aux mollets, quelques cuillerées d'in-
« fusion de menthe avec addition d'alcoolat de mélisse. Vers
« les six heures du matin, la chaleur commença à paraître,
« urine foncée en couleur. A trois heures, la chaleur étant
« bien développée et la sueur ne s'annonçant pas encore,
« je fis prendre moi-même six gros de quinquina délayé
« dans du vin. A présent que la médecine a fait tout ce
« qu'elle devait faire, quel pronostic porterons-nous ? Il
« est subordonné au temps que le fiévreux avait encore à
« vivre lorsqu'il a pris l'antipériodique. L'accès retarda le
« lendemain, il ne revint qu'à dix heures du matin, il fut
« modéré. Dès ce moment la guérison fut décidée, il ne
« restait plus qu'à continuer méthodiquement l'usage du
« quinquina tout le temps paroxystique, ou de procurer
« un congé au convalescent : je pris ce dernier parti ; le
« teint est resté cyanosé. »

VINGT-SIXIÈME OBSERVATION.

Intermittente pernicieuse ictérique.

Un jeune homme de trente-quatre ans, tempérament
névroso-bilieux, très-irritable, mélancolique de son naturel,

J. L., éprouvait depuis plusieurs années un dérangement dans ses digestions, sans que ce trouble fonctionnel pût être attribué à une altération des tissus de l'estomac. Pour moi, c'était une névrose que de vifs chagrins avaient amenée, et qu'un traitement moral ou hygiénique, plutôt que pharmaceutique, était parvenu à détruire après un laps de temps assez long.

Sous cette influence maladive et prédisposante, à la fin d'août 1837, après une violente colère, étant le soir dans son jardin, vêtu légèrement, par un abaissement sensible de température après une journée brûlante, J. L. fut pris de baillemens, frissons, suivis bientôt de céphalalgie. Pendant deux jours, ce jeune homme éprouva un malaise général, du dégoût pour les alimens; il se sentait un lumbago; tout exercice physique lui répugnait; ces symptômes, et une teinte ictérique prononcée sur toute la surface de son corps, le déterminèrent à me faire appeler.

Le 1er septembre, je trouve, en effet, le malade avec une teinte jaune générale, bien prononcée, aux conjonctives et sur le cou. Il est maigre, sa peau est sèche, brûlante, la soif ardente, la fièvre forte, une douleur quelque peu vive se fait sentir dans la région hépatique, dans toute la partie latérale inférieure droite du thorax; elle va même en s'irradiant jusqu'à l'épaule droite.

J. L. est triste, dans un grand découragement, sa langue est sèche, recouverte dans le milieu d'une couche épaisse, blanchâtre; une légère douleur se manifeste par le toucher sur les régions gastro-hépatiques, les selles sont rares et décolorées. (Quinze sangsues à l'anus, cataplasmes de farine de lin sur le côté droit, tisane de racines jaunes et chicorée douce, lavement laxatif, diète.)

Le 2, le malade se trouve mieux; le pouls a moins de fréquence, la peau est moins brûlante. Aucune selle n'ayant eu lieu, je prescris pour le lendemain : Calomélas, $\overline{\text{gr}}$. xx.

Le 3, quatre évacuations alvines bilieuses ont lieu; un

amendement notable existe dans l'intensité de tous les symptômes; le paroxysme du soir a diminué, le malade a goûté un peu de sommeil dans la nuit, et, sur le matin, une sueur légère s'est développée.

Les 4, 5 et 6, J. L. semble marcher à la guérison; il conserve cependant sa teinte jaune, avec un petit mouvement fébrile; les urines sont abondantes, citronnées; les selles sont redevenues rares et décolorées, on les facilite à l'aide des lavemens rendus laxatifs par la manne et le miel de mercuriale. Il se lève, et le temps étant beau, il cherche à l'utiliser par de petites promenades; je lui permets l'eau de poulet, de grenouille, de veau, mais il ne se contente pas de cela, il satisfait avec plaisir son appétit. Deux jours après un déjeûner très-confortable, partagé avec un de ses amis, une forte indigestion survint, sous l'influence de laquelle la fièvre se ralluma.

Le 9, à midi, frissons violens dont la durée fut d'une heure et demie, mal de cœur accompagné de l'expulsion par la bouche d'une eau séreuse qui s'écoule sans effort. Bientôt apparaissent des vomissemens composés de substances renfermées dans l'estomac, puis, un peu plus tard, de bile verte et très-amère. La douleur gastro-hépatique est vive, ces régions sont devenues douloureuses au toucher; la langue est rouge à sa pointe et sur ses bords, la soif très-vive, le pouls a repris de la fréquence; il donne 114 pul.; prostration générale, anxiété. (Thé léger, lavemens simples.)

Le 10, même état; le soir, je fais appliquer vingt sangsues sur l'estomac et l'hypocondre droit. (Fomentations, petit-lait nitré.) Les sangsues coulèrent en grande abondance.

Les 12, 13 et 14, les forces se perdent, le visage est pâle, les traits sont abattus, la peau est sèche, brûlante; les vomissemens, suspendus par l'application des sangsues, reparaissent; le malade a pris la diarrhée, son ventre est météorisé. (Vésicatoire sur l'estomac au moyen du marteau de Mayor ; on le saupoudre au premier pansement avec un quart de grain d'hydrochlorate de morphine ; lavement avec l'amidon et le laudanum, continuation des fomentations, vésicatoire anglais à chaque bras.)

Les 15 et 16, météorisme du ventre, hémorragie nasale, pas de vomissemens, fréquence et petitesse du pouls ; l'ensemble des autres phénomènes morbides est le même. Je songe au quinquina que j'avais jusqu'alors suspendu par rapport à l'état des voies digestives ; cependant, ne pouvant plus hésiter sans compromettre la vie du malade, je le donne à la dose de vingt grains en lavement, et autant dans deux onces d'un véhicule gommé, avec addition de quinze gouttes de laudanum.

Le 18, à quatre heures du soir, un paroxysme se déclare, précédé par un froid très-vif ; la diarrhée augmente, le malade ne se sent pas aller ; il éprouve des défaillances et se perd dans des paroles sans suite ; la teinte ictérique de la peau est bronzée. A deux heures du matin, assoupissement, yeux fixes, dilatation des pupilles, refroidissement des extrémités, et, deux heures après, la mort termine cette agonie.

Nécroscopie. — Teinte jaune de toute la surface du corps. La muqueuse de l'estomac est pâle, ramollie, le tissu même de l'organe se détache sous la pression du scalpel ; le duodénum offre sur sa surface interne une teinte rosée ; rien, d'ailleurs, dans le reste du canal intestinal qui soit digne d'être noté.

Le foie est plus volumineux, son tissu parenchimateux est plus dense, quelques portions semblent cartilagineuses, deux petits kystes d'acéphalocystes sont intimement unis à lui, les membranes de ces kystes sont d'une apparence fibreuse ; leur sérosité est limpide et jaunâtre ; au milieu d'elles, nagent, dans le plus volumineux, une acéphalocyste, et dans celle du plus petit, quelques débris de ces entozoaires.

Réflexions. — Est-ce donc au développement de ces vers vésiculaires qu'il faut attribuer ici l'ictère dont le sujet de cette observation a été atteint? Pour moi, je ne le pense pas; la nature des selles semble nous en donner l'explication par l'oblitération des canaux biliaires, et cette supposition de ma part serait, je le crois, une vérité, si j'avais porté plus d'attention dans l'examen d'anatomie pathologique auquel je me livrais.

Dans une fièvre, l'ictère tient souvent au trouble qu'elle produit dans la circulation, à l'inflammation du duodénum, ce qui devient un obstacle à l'écoulement de la bile dans les canaux biliaires. Alors la couleur jaune de la peau est très-vive et passe quelquefois au vert plombé.

Chez mon malade, il y avait eu déjà, avant qu'il eût contracté cette fièvre pernicieuse ictérique, il y avait eu déjà, dis-je, altération profonde de l'innervation et de la nutrition; c'est sous l'influence de cette prédisposition que l'absorption miasmatique s'est faite chez lui, ce qui n'a pas peu contribué à la faire apparaître avec des caractères pernicieux, car cette pensée du savant Andral est aussi la nôtre, qu'une fièvre grave dépend moins de l'intensité de la phlegmasie locale que des dispositions dans lesquelles celle-ci trouve l'individu qu'elle frappe.

Je pense néanmoins que ce jeune homme aurait obtenu sa guérison sans l'écart de régime auquel il se livra, et à la suite duquel je vis disparaître l'amélioration que j'avais remarquée les premiers jours. Les symptômes locaux nous montrèrent tout de suite l'existence d'une phlegmasie commençante gastro-hépatique, que j'arrêtai à ses débuts par le traitement anti-phlogistique.

C'était plutôt un engorgement sanguin du foie qu'une phlegmasie avec résorption du principe colorant de la bile. Le malade, déjà prostré par son état primitif d'innervation, succomba sous l'influence dominante du système nerveux et par la violence de ses concentrations intermittentes.

Alibert parle, dans son *Traité des fièvres pernicieuses*, d'un homme qui, après avoir habité plusieurs mois un pays malsain, vint à Paris où il fut atteint d'une fièvre pernicieuse ictérique. Durant ses paroxysmes, la couleur jaune de la peau disparaissait; dans le fait que je viens de rapporter, l'ictère, au contraire, s'est constamment maintenu au même point.

Il est à regretter que le célèbre médecin que je viens de citer se soit borné à faire mention de cette particularité, car c'est là tout ce qu'il dit de la fièvre pernicieuse ictérique. En général, les observations contenues dans son ouvrage, sous le rapport des détails et sous celui de l'ensemble, laissent beaucoup à désirer.

VINGT-SEPTIÈME OBSERVATION.

Même genre.

M. le curé de la commune de Dagnieu (près Montluel), originaire des montagnes du Bugey où, jusqu'à l'âge de vingt-cinq ans, il a constamment respiré un air vif et des plus sains, après quelques années de vicariat à Montmerle, sur les bords de la Saône, pays également d'une bonne constitution atmosphérique, arrive dans le nôtre pour desservir la commune dont j'ai parlé.

Ce digne ecclésiastique, d'un tempérament éminemment bilieux, âgé de trente-cinq ans, d'un naturel tranquille, quelques mois après son installation, fut soumis à l'intoxication paludéenne, et paya son tribut à l'influence malfaisante de notre climat par une fièvre rémittente bilieuse, dont les caractères graves me donnèrent de l'inquiétude; c'était le 6 août 1838. Après une application de sangsues à l'anus, j'eus recours à l'ipécacuanha, et le quinquina fit le reste.

Le presbytère se trouvant dans une mauvaise exposition,

10

la chambre de M. le curé étant surtout froide et humide, je l'engageai à se loger ailleurs, à porter de la flanelle; à ces conseils, j'en ajoutai d'autres ayant rapport au traitement préservatif ou hygiénique.

Une fois rétabli, M. le curé continua à rester dans son habitation, ne pouvant faire mieux.

Le 12 avril 1842, réapparition de la fièvre bilieuse avec gastro-duodénite. Injection jaune des conjonctives, teinte ictérique sur les bras, la poitrine et le visage, facies abattu, découragement chez le malade, vomissemens bilieux abondans, peau sèche, brûlante, soif ardente, langue rouge à sa pointe et sur ses bords, recouverte d'une couche limoneuse très-épaisse, constipation, urines rouges avec sédiment jaune, pouls plein, résistant, céphalalgie violente. (Orangeade, limonade gazeuse, vingt sangsues à l'anus, synapismes aux extrémités, cataplasmes de farine de lin sur l'estomac, lavement laxatif; diète rigoureuse.)

Le 13, la fièvre est la même, la céphalalgie est moins forte, les vomissemens continuent, une selle, composée de petites boules blanchâtres, a été le résultat du lavement. (Eau de seltz avec le sirop de groseilles, nouvelle application de sangsues sur l'épigastre, cataplasmes.)

La nuit fut mauvaise, et le 14 au matin, M. le curé me parut très-abattu, les traits de son visage avaient déjà subi une forte altération, une pâleur profonde m'indiquait une grande lésion du système nerveux; j'eus peur, et j'administrai tout de suite, le lendemain 15, sur le matin, vingt grains de sulfate de quinine en lavement et la même dose en potion. Cette dernière fut heureusement supportée, l'absorption du principe actif de la quinine s'ensuivit, et ce jour-là le résultat en fut déjà très-sensible. Dans la nuit du 15 au 16, un amendement notable eut lieu dans l'ensemble des phénomènes pyrétologiques, une forte réaction se fit à la peau par une sueur assez abondante, que ne contrebalança pas cependant une forte sécrétion d'urine.

Deux autres lavemens fébrifuges suffirent pour faire disparaître complètement cette fièvre que nous avons vue arriver
si rapidement à son summum d'intensité.

M. le curé fut mis à un régime convenable, à l'usage des
eaux minérales de Saint-Alban, de Seltz, de Saint-Galmier;
chaque matin il prenait une cuillerée de sirop de quina,
la muqueuse de l'estomac revenue à son état normal pouvant le permettre. Au reste, la rougeur de la langue n'indiquait pas précisément une phlegmasie franche de cet
organe, ce n'était pas cette rougeur générale (cerise), indice
certain d'une lésion non seulement dans la muqueuse, mais
dans le tissu même. Celle que chez M. le curé la langue
présentait, en raison de la couche jaunâtre de l'enduit
limoneux dont le centre de celle-ci était recouvert, pouvait
nous paraître plus vive, mais elle n'était que partielle, elle
n'existait qu'à sa pointe et sur ses bords, et par les sangsues,
les boissons gazeuses et acidulées, elle disparut en même
temps que l'état saburral; la langue en s'humectant devint
rose. Je le répète, la rougeur vive couleur cerise, avec son
brillant sur la langue, est l'indice d'une phlegmasie profonde, à laquelle tout le canal intestinal participe, tandis
que celle qui laisse apercevoir une couche blanchâtre ou
citronnée, qui se trouve parsemée de petits points blancs
où les papilles sont apparentes, est sans contredit moins à
redouter. Dans la première, le toucher est presque impossible, tandis qu'il est au contraire peu sensible dans le
second cas : c'est ce qui arriva chez le malade dont je parle,
la pression sur la région de l'estomac se pratiquait presque
sans douleur; il n'en existait aucune dans la région du foie.

Cette fois-ci encore, mêmes conseils de ma part sur la
nécessité de se transporter dans une habitation plus saine,
ou de coucher dans une pièce convenablement chauffée et
mieux exposée. M. le curé est de cet avis, sans cependant
le suivre.

Le 29 septembre, nouvelle rechute, réapparition de la

fièvre rémittente bilieuse ; elle débute par des frissons, les paroxysmes sont violens, les vomissemens bilieux abondans. Même traitement que la première fois. Évacuations sanguines, vomitif et quinquina ; la fièvre est arrêtée.

Le 10 octobre, je quitte M. le curé ; il est bien, quoique l'appétit ne soit cependant pas encore bon. Jusqu'au 10 décembre il a rempli avec peine son ministère, il a conservé de la tristesse, un air souffrant ; à cette époque, il se plaint pour la première fois à un de ses collègues d'une gêne dans la région du foie, d'une légère douleur, et deux jours après il est pris de coliques qu'il dit ressentir dans cette région. Quelques cataplasmes suffirent pour les calmer, mais comme elles reparurent avec une grande violence la veille de Noël, époque à laquelle je me trouvais absent, aussi pour cause de maladie, un de mes confrères est appelé ; il prescrit des sangsues, des grands bains, des cataplasmes, et M. le curé se trouve mieux.

Le 15 janvier suivant je le vis, il me raconta ce qu'il avait éprouvé, me dit qu'il n'avait jamais rien ressenti dans le côté droit pendant qu'il avait reçu mes soins ; en effet, ayant plusieurs fois exploré la région hépatique dans les différentes atteintes de fièvre bilieuse dont il avait été frappé, rien d'anormal ne s'était présenté à mon observation, ni engorgement, ni douleur.

Je conseillais à M. le curé l'usage des eaux de Vichy, les grands bains, les lavemens laxatifs, un régime doux, mais tonique, le vin de Bordeaux, les pastilles de Darcet après les repas, et surtout d'aller respirer l'air natal, celui des montagnes du Bugey, pendant deux ou trois mois.

Réflexions. — Le tempérament éminemment bilieux de ce prêtre, la transition brusque d'une constitution atmosphérique des plus salubres, sous l'influence de laquelle l'organisation s'était développée pendant vingt-cinq ans, à une autre d'une nature toute opposée ; l'habitation dont les conditions hygiéniques étaient aussi tout-à-fait défavorables, devinrent des raisons majeures pour favoriser chez notre sujet l'intoxication paludéenne. Nous la voyons exercer son action sur le foie, les principaux symptômes partent tous de cet organe, mais la stimulation à laquelle il est soumis n'est que sympathique; l'exploration de la région hépatique n'indique pas l'existence d'une phlegmasie, il n'y a ni douleur, ni même la plus légère hypertrophie du foie; les vomissemens abondans de bile proviennent donc de la stimulation nerveuse, de sa concentration sur l'organe. Ce n'est que la seconde fois que M. le curé fut pris de cette fièvre bilieuse, que nous remarquâmes une rougeur assez prononcée de la langue; mais combattue par un traitement antiphlogistique, cette irritation n'a pas eu le temps de passer à l'état de phlegmasie; car, je crois l'avoir déjà dit, il y a loin d'une simple congestion sanguine sur un organe à une véritable inflammation; pour que celle-ci puisse se développer, il faut qu'il s'établisse, par une loi vitale, une affinité entre les molécules du sang et celles des tissus dont l'érétisme nerveux favorise sans doute la combinaison; alors, suivant que celle-ci se fera avec promptitude ou lenteur, avec ou sans réaction fébrile, la phlegmasie sera plus ou moins aiguë.

Il est certain pour moi que si, le 15 au matin, je n'avais pas administré à M. le curé les préparations propres à entraver la marche funeste de la fièvre, celle-ci l'eût infailliblement fait succomber; la prostration nerveuse que je rencontrai chez lui dans la matinée précédente, la profonde altération du facies, tout me faisait craindre l'arrivée d'un accès pernicieux.

Le 29 septembre de la même année, il est de nouveau atteint de la même fièvre; ce n'est que sous l'influence de ces retours multipliés que l'organe hépatique, siége habituel des concentrations nerveuses, finit par éprouver quelque changement dans son mode habituel de vitalité; c'est sur lui que le travail morbide se développe, comme nous le

voyons si souvent pour la rate. Il y a bien eu duodénite, ce
que nous indiquent les vomissemens bilieux, la jaunisse ;
mais je doute que lorsque mon absence nécessita la présence
d'un de mes confrères, celui-ci ait eu à combattre une
hépatite aiguë, les renseignemens que m'a donnés M. le
curé me font croire plutôt à l'existence de coliques hépati-
ques, tenant sans doute à la présence de quelques calculs
biliaires, qu'à une hypertrophie de la glande, ayant eu
pour cause une véritable phlegmasie.

C'est ici le cas encore de faire observer combien, pour
obtenir une prompte et facile absorption du principe actif
du quinquina, les nouvelles préparations de quinine, le
nouveau mode d'administration l'emporte sur l'ancienne
manière. Si j'eusse gorgé M. le curé de poudre de quinquina, son estomac ne l'eût peut-être pas supporté, et un
résultat fâcheux s'en serait suivi.

VINGT-HUITIÈME OBSERVATION.

Pernicieuse diaphorétique.

Nous avons vu dans les remarques qui accompagnent la
quatorzième observation et dans les détails qui y ont rapport, que dans certaines fièvres une abondante sueur peut
constituer un phénomène pathologique souvent très-grave,
les malades semblent s'épuiser par le travail qui s'établit
sur le système cutané en général. Dans ces différens cas, à
quoi donc attribuer ces sueurs excessives? sont-elles dues
à un état d'atonie de la peau, ou au contraire à une activité
plus grande des vaisseaux exhalans? La première de ces
deux hypothèses me parait la plus rationnelle.

En 1833, une femme de la Charité de Lyon, domestique
en Bresse, est admise à l'hôpital de Montluel au mois de
juillet, pour une fièvre intermittente quotidienne, contractée
après des travaux pénibles consacrés à la récolte des foins ;

elle est âgée de trente-neuf ans, maigre, bien réglée, sujette
à une petite toux, et se plaint d'un peu de gêne dans la
déglutition; l'amygdale gauche est tuméfiée.

Après quelques accès à type franchement intermittent, la
fièvre passe au rémittent, et les paroxysmes qui se déclarent
dans la matinée se terminent dans la soirée par une sueur
excessivement abondante et d'une odeur acide; elle est générale et disparait en partie à l'approche du nouvel accès.

Le 17 juillet, la malade prend la diarrhée, huit à dix
selles séreuses ont lieu par jour, elles sont suivies de coliques, l'amygdalite n'existe plus, la langue est généralement
rouge, sèche, brillante; le ventre est tuméfié, douloureux,
principalement dans la fosse iliaque gauche; le pouls est
plein, fréquent. (Vingt sangsues sur la partie douloureuse
de l'abdomen, cataplasmes de farine de lin, eau de riz
fortement gommée, et un lavement à prendre en trois fois
dans la journée et composé ainsi qu'il suit:

> Eau de son, liv. j.
> Laudanum de Sydenh., gouttes xx.
> Gomme adragante, gr. xx.
> Amidon, gros j.)

Un mieux sensible chez la malade fut le résultat de cette
médication, les selles furent moins fréquentes, les coliques
beaucoup moins vives; les cataplasmes, les fomentations
et le lavement anti-diarrhéïque furent continués pendant
quatre jours, durant lesquels la sueur n'eut pas d'interruption.

Le 22, à trois heures du matin, la malade ressent quelques frissons dans les avant-bras; alors le mouvement de
concentration à l'intérieur s'établissant, la peau en éprouve
un de resserrement qui suspend la sécrétion du derme,
mais celle-ci reparait tout aussitôt que le mouvement de
réaction; elle est si abondante, le soir surtout, qu'elle
nécessite le changement de linge de corps et de lit. Ce

jeur-là je trouvai, à ma visite, un peu d'irrégularité dans le pouls, et l'infirmière me dit que la nuit précédente la malade n'avait pas été aussi bien que les autres, qu'elle avait par moment battu la campagne. Les réponses de cette femme me parurent en effet peu suivies, les forces semblaient s'affaiblir; il existait un peu plus de pâleur.

Le 23, retour à six heures du matin d'un nouvel accès, qui s'annonce, comme le précédent, par quelques petits frissons dans la moëlle épinière, les avant-bras et les cuisses; leur durée n'est que de quelques minutes: mais tout-à-coup survient un collapsus nerveux très-alarmant. La malade tombe dans un coma avec rêvasseries, le visage est plombé, les traits étirés, la sueur est excessivement abondante, mais froide; le pouls est petit, fréquent, il donne quelques intermittences; la diarrhée a reparu.

Malgré la position très-embarrassante dans laquelle je me trouvais pour le mode d'application des agens thérapeutiques, par rapport à la complication de la muqueuse intestinale; d'un autre côté, quoique assuré de l'insuccès de ma médication, je ne devais pas hésiter à la mettre en pratique; je fis mon devoir, et sans m'arrêter à l'état comateux du malade, le sulfate de quinine, associé aux opiacés, fut administré.

Le 24, à sept heures du matin, affaissement de plus en plus prononcé, perte de connaissance, face cadavéreuse, soubresauts des tendons, le pouls échappe à l'investigation; il y a du météorisme, et la malade épuise dans une sueur excessive le peu d'action vitale qui lui reste. A onze heures, refroidissement des extrémités, râle trachéal, et demi-heure après, la mort survient au milieu de quelques mouvemens convulsifs de la face et des bras.

Réflexions. Personne ne contestera, sans doute, dans ce fait, l'existence d'une fièvre d'accès, dont le symptôme marquant, dominant, a été une sécrétion très-abondante de sueur. Celle-ci semblait presque disparaître le matin à l'arrivée du paroxysme, pour devenir beaucoup plus forte le soir et la nuit lorsque la fièvre arrivait sur son déclin. Ce phénomène pathologique a constitué une altération si grave des grands centres nerveux, que le principe vital, en s'épuisant sur le système dermoïde, a amené l'extinction des lois organiques. La maladie a suivi une marche assez franche : frissons, fugaces il est vrai, annonçant le paroxyme, diminution de la sueur pendant la période de concentration, puis sa réapparition en plus grande abondance durant celle de réaction; voilà, je pense, une série bien marquée de symptômes caractérisant tous les phénomènes de la périodicité; le principal, celui qui semble dominer tous les autres, la sueur, le caractérise assez bien; les premiers accès, elle est faible et n'apparaît que dans la période de réaction, tandis qu'elle semble augmenter en durée comme en intensité avec les concentrations nerveuses sur l'organe cutané.

Quoique s'annonçant au premier abord avec une marche assez franche, la maladie s'est cependant terminée d'une manière si brusque que nous en avons été surpris, bien que nous nous attendissions à un résultat funeste. Tout indiquait donc dans cette affection l'anti-périodique, le spécifique du Pérou; mais son emploi devait être et fut malheureusement sans effet.

Une décomposition prompte du corps et une indisposition que je ressentais alors, furent cause que je négligeai de faire l'autopsie.

VINGT-NEUVIÈME OBSERVATION.

Pernicieuse rhumatismale.

Le 24 janvier 1841, la femme Comte, de Montluel, âgée de quarante-six ans, tempérament sanguin, bien constituée, sujette à de fréquens lumbagos, habitant une maison hu-

mide, est prise tout-à-coup d'un rhumatisme aigu. Toutes
les articulations sont fluxionnées, l'engorgement est surtout
plus prononcé sur celles des extrémités supérieures, sur
les épaules, les poignets; il y a impossibilité de mouvoir
les doigts, les douleurs arrachent des cris à la malade.
(Saignées générales et locales, décoction de chiendent
fortement nitrée, frictions calmantes sur les articulations,
qui sont ensuite enveloppées avec du coton et de la toile
cirée, extrait gommeux d'opium (gr. j) pour la première
nuit.)

Les 25, 26 et 27, la malade est mieux; continuation du
traitement antiphlogistique, auquel j'associe toujours les
opiacés.

Du 30 janvier au 10 février, je parvins, par des saignées
générales et des applications réitérées de sangsues sur les
articulations fluxionnées, à détruire presque entièrement
l'affection arthritique, lorsqu'un refroidissement la rappela
aussi intense qu'auparavant.

Trois semaines durant, j'eus recours au traitement anti-
phlogistique et au dérivatif; ce dernier consistait à user de
tous les moyens que pouvait me fournir la thérapeutique,
pour obtenir une réaction à la peau, imprimer une activité
plus grande aux organes sécréteurs de l'urine et favoriser
les évacuations alvines en stimulant aussi la muqueuse intestinale. J'arrivai une seconde fois au résultat que je
désirais; mais la malade alors fut prise d'une fièvre dont le
paroxysme s'annonçait par de courts et presque imperceptibles frissons. Elle ne pouvait plus être considérée comme
celle qui, depuis un mois, avait accompagné l'affection
rhumatismale, puisque celle-ci s'était affaiblie en même
temps que le rhumatisme lui-même dont elle dépendait
disparaissait. C'était donc une complication nouvelle ap-
paraissant au déclin de la première maladie, et au bout de
deux ou trois jours, j'acquis la certitude, par la marche des
principaux symptômes, que la nouvelle série de phéno-

mènes morbides constituait une fièvre d'accès. Sous l'influence de celle-ci, les douleurs se réveillèrent, toujours plus vives à chaque paroxysme, c'est-à-dire chaque fois que reparaissait un nouvel accès. Dans cet exemple, j'ai pu me convaincre de l'exactitude de ce symptôme, déjà rapporté par d'autres auteurs; mais il ne s'est pas de nouveau présenté à mon observation, quoique ayant eu l'occasion de recueillir encore l'histoire de deux autres fièvres pernicieuses rhumatismales. A cette époque, réapparition des douleurs; je voulus de nouveau les combattre par les antiphlogistiques dont je n'avais eu qu'à me louer jusqu'alors, mais je fus un peu surpris d'échouer, car loin de céder sous l'influence de cette médication, ces douleurs semblaient au contraire s'accroître.

Par la longueur de la maladie, par l'emploi prolongé des évacuations sanguines locales et générales, la malade était tombée dans une prostration très-grande, elle était pâle, avait les traits allongés; à l'anxiété que j'avais remarquée dans les commencemens de la maladie, une langueur et une grande indifférence avaient succédé; le pouls, de fort et plein, était devenu petit, fréquent; les urines toujours rouges. Il ne m'en fallut pas davantage pour éveiller mon attention et m'inspirer des craintes sur la marche future de la maladie. Je voulus recourir à la méthode endémique par des vésicatoires que l'on appliqua sur les régions douloureuses, et dont les plaies furent saupoudrées avec l'hydro-chlorate de morphine; par cette médication j'obtins bien du calme pour ma malade, mais malgré cela, son état empirant chaque jour, je crus devoir tenter le quinquina. Quoique rien ne s'opposât à ce que l'administration en fût faite par le haut, je me bornai à le donner en lavement. La femme Comte en prit quatre, contenant chacun dix grains de sulfate de quinine, et huit jours après elle put sortir et faire au soleil quelque pas sur la promenade publique. Sa guérison complète eut lieu quinze jours environ après cette première sortie.

Réflexions. — Que s'est-il passé chez la femme Comte ? En premier lieu, une affection rhumatismale a envahi généralement toutes les articulations, les douleurs vives qu'elle ressentait provenaient de la fluxion arthritique, alors essentiellement idiopathique; elles cessèrent en même temps qu'elle, sous l'influence du traitement antiphlogistique. Puis nous voyons ensuite apparaître un mouvement fébrile avec une intermittence nerveuse, et cette complication donner également lieu à une nouvelle apparition des douleurs, mais qui, contrairement à ce que nous avons observé dans le premier cas, s'accroissent par les évacuations sanguines. Pourquoi cela? c'est qu'à présent, elles ne sont plus idiopathiques, essentiellement liées, dépendantes de l'affection première, mais bien sympathiques, tenant à la lésion du système nerveux. Aussi, quoique parvenu, à l'aide des opiacés, à diminuer leur intensité, la malade cependant s'affaiblissait de plus en plus, et semblait marcher vers une terminaison fâcheuse, ce que nous expliquerons en disant que nous ne nous étions pas adressé à la cause directe, car les douleurs occasionnées par la fièvre intermittente n'étant qu'un symptôme, c'était donc contre cette dernière affection que devait se porter toute notre attention. La médication à laquelle nous nous sommes arrêté justifie assez notre manière de voir.

Après avoir donné l'histoire des fièvres pernicieuses ayant pour siége le système dermoïde, je vais en rapporter quelques autres dont les caractères indiquent une lésion de la moëlle épinière.

SECTION VIe.

DESCRIPTION DES FIÈVRES DONT LE SIÉGE EST DANS LA MOELLE
ÉPINIÈRE.

—

TRENTIÈME OBSERVATION.

Hydrophobique.

Je n'ai pas eu occasion d'observer cette fièvre, cependant
deux faits que j'ai empruntés à deux auteurs différens,
trouvent naturellement leur place dans cet ouvrage et seront
lus avec intérêt. Le premier est extrait du *Journal des connaissances médico-chirurgicales;* il appartient à un officier
de santé, M. Potier. Voici comment il s'exprime :

« A ma première visite, le 20 juin au matin, un malheu-
« reux douanier se plaignit d'éprouver depuis la veille de
« vives douleurs gastro-intestinales, simulant une gastro-
« entérite aiguë avec gonflement de l'épigastre, sans fièvre,
« mais céphalalgie légère; je le saignai, lui prescrivis
« l'application de vingt-quatre sangsues sur l'abdomen, et
« un bain pour le soir.

« Déjà le malade ressentait un léger embarras à la gorge,
« qui augmenta bientôt à un tel point, que le lendemain
« tout liquide lui fit horreur, et que la déglutition devint
« impossible. Désolé d'un pareil état, je sollicitai la pré-
« sence d'un médecin de la ville de Sables, qui, trois ans
« auparavant, avait été témoin de la mort d'un hydrophobe.

« A notre arrivée, le surlendemain 23, nous nous assu-
« râmes que rien d'inflammatoire n'existait à la bouche ni
« à la gorge qui nous parurent dans un état normal; la
« sensibilité du ventre persistait encore, mais à un moindre
« degré; les urines étaient rares, le pouls souple et régulier.
« Le malade n'avait éprouvé aucune atteinte, et il nous

« assurait n'avoir aucune crainte du mot rage qu'il enten-
« dait prononcer autour de lui. Invité par nous à réunir
« tout son courage pour supporter la vue d'un liquide que
« nous allions lui présenter, il nous le promit, parut calme
« et décidé jusqu'au moment où, approchant le vase de sa
« main, des accidens hydrophobiques épouvantables repré-
« sentaient à nos yeux le spectacle hideux de convulsions,
» de spasmes, de hurlemens, de raideur tétanique du tronc
« et des membres, enfin d'une série d'accidens tellement
« affreux, qu'effrayés d'un pareil état, nous nous retirâmes
« sans rien prescrire.

« De retour chez lui une heure après, le calme était
« revenu, il conversa avec tout son bon sens, et nous dit
« que la vue d'un liquide lui causait un resserrement à la
« gorge, tellement qu'il lui semblait qu'elle fût prise dans
« un étau, et que menacé de suffocation, il tombait dans
« cet état convulsif. Prié de nouveau de tenter d'approcher
« de sa bouche une tranche de citron pour tromper sa soif;
« il la prit, l'essaya, mais bientôt de nouveaux accidens
« reparurent avec une telle force que nous le supposâmes
« près de sa fin.

« Une heure s'était à peine écoulée, qu'un changement
« complet s'était opéré dans son état; me voyant approcher,
« il bondit sur son lit, me demanda à boire d'un air joyeux
« et avala d'un seul trait le verre d'eau que je lui présentai,
« rejetant ensuite convulsivement le vase sur le pavé.

« Cette circonstance me donnant l'espoir de lui être utile,
« j'en profitai pour lui faire prendre trente-six grains de
« sulfate de quinine et deux grains d'extrait d'opium, divisés
« en trois doses de deux en deux heures, en commençant à
« l'instant même. Aussitôt les accidens cessèrent; le malade
« continua à boire en grinçant, il est vrai, mais sans une
« extrême répugnance. Le lendemain matin, j'administrai
« six nouvelles pilules conformes aux premières, et les
« continuai les matinées suivantes en en diminuant gra-
« duellement les doses.

« Malgré le mieux-être si extraordinaire et si prompt, le
« malheureux ressentit tous les soirs, pendant plus d'une
« semaine, une légère exacerbation que j'avais constam-
» ment observée depuis le début de la maladie. Les dou-
« leurs abdominales s'étant reproduites, je fis apposer de
« nouvelles sangsues. Huit jours après, notre malade put
« enfin sortir, ne ressentant plus de temps à autre qu'un
« léger mouvement convulsif des muscles des avant-bras. »

Réflexions. — Dans une observation aussi remarquable,
caractérisée par des faits aussi tranchés, M. Potier se demande encore si c'est contre une fièvre rémittente pernicieuse qu'il a eu à lutter, et malgré l'heureux résultat de
la méthode curative, il pense que non. Pour nous, en
considérant la série des symptômes morbides de cette affection, l'emploi de l'agent thérapeutique à l'aide duquel on a
pu triompher de la maladie, nul doute que celle-ci n'ait été
une fièvre pernicieuse hydrophobique. Ce qui vient encore
à l'appui de notre manière de voir et la justifie en tout point,
c'est l'aveu que fait l'auteur de cette observation, du retour
chaque soir d'un paroxysme dans l'ensemble des phénomènes, exacerbation qu'il avait remarquée dès le début de la
maladie. L'emploi à doses décroissantes de l'antipériodique
pendant quelques jours, et son triomphe surtout dans une
semblable affection, ne peuvent laisser aucun doute sur sa
nature pyrétologique, que l'absence du reste de toute ino-
culation du virus rabique semble encore confirmer; car
nous ne partageons pas l'opinion de M. Potier, qui pense
que la rage peut se développer spontanément.

2e fait. — Dumas parle d'un homme robuste, d'une
complexion sèche, qui, après avoir couché sur un terrain
humide, eut des éblouissemens, des vertiges, une céphalalgie
atroce, une anxiété générale, puis un frisson, une légère
chaleur, du découragement et une prostration totale. Le
lendemain, la douleur de tête continuait à un degré into-
lérable, vomissement de matières verdâtres. Le jour d'après,

nouveau frisson le soir, chaleur intense, soif très-vive,
irritation à l'arrière-bouche, d'où gêne de la déglutition,
délire peu marqué. Le jour suivant, point de fièvre, abattement, somnolence, gêne dans les muscles du cou ; le soir,
pouls irrégulier, chaleur à la peau, sans frissons auparavant, sans sueurs après. Enfin, le lendemain, chaleur
violente, délire furieux, mouvement convulsif des lèvres et
des muscles du cou, disphagie considérable, resserrement
du pharynx, augmentant à l'approche des liquides ; langue
sèche, noire dans son milieu. Le jour suivant, calme, mais
aversion pour les liquides et disphagie. Le lendemain,
convulsions générales, soubresauts des tendons, contraction
violente des muscles abdominaux, disphagie insurmontable,
délire furieux, efforts pour mordre, écume à la bouche,
grincement des dents, rejet volontaire de flots de salive,
horreur invincible pour tous les liquides, frémissement
universel par le contact de l'eau fraîche.

Traité par le quinquina, le malade guérit après huit
accès ; la répugnance pour les liquides avait même lieu dans
l'apyrexie.

C'est de la pulpe nerveuse rachidienne qu'émanent les
principaux phénomènes observés dans ces deux cas ; dans
le suivant, nous les trouverons plus caractérisés encore.

TRENTE-UNIÈME OBSERVATION.

Tétanique.

En 1835, au mois d'août, une femme est reçue à l'hôpital
de Montluel ; elle est âgée de trente-quatre ans et a toujours
été bien réglée. D'une bonne santé, brune, d'un tempérament bilieux et vive de son naturel, elle nous arrive le
regard fixe, les dents serrées, on ne peut obtenir aucune
parole d'elle ; les renseignemens qu'on nous donne sur son
compte se bornent à nous apprendre que la malade, depuis

quelques jours, se plaignait beaucoup de la tête. (De la moutarde est promenée à différentes reprises sur les extrémités, huit sangsues sont appliquées derrière chaque apophyse mastoïde.) Il était huit heures du matin lorsqu'elle fut soumise à ce traitement; à une heure après midi le resserrement de la mâchoire cessa, le pouls me présenta un peu moins de développement, une sueur assez abondante se manifesta. Le soir, à huit heures, la malade était bien; elle put me dire qu'elle ressentait des douleurs dans le cou, que la tête lui faisait mal. Interrogée si elle avait eu quelque frayeur, elle me répondit que non. J'ordonnai pour la nuit une potion calmante, dans laquelle je fis entrer vingt gouttes de laudanum.

Le lendemain, c'était le 9, à dix heures, au moment de ma visite, cette jeune femme éprouve une nouvelle crise; mais la série des phénomènes morbides se dessine mieux que la veille, ceux-ci ont une intensité plus grande. La malade a préalablement éprouvé des bâillemens, elle a les mains froides, la face est pâle, exprimant la souffrance, le pouls petit, accéléré; bientôt une rigidité assez forte apparaît dans les muscles du cou, de la mâchoire et de la poitrine, les sterno-mastoïdiens sont comme des barres de fer, la tête et le tronc sont un peu inclinés en arrière, le trismus est très-fort. (Vésicatoires camphrés aux jambes, synapismes aux bras et aux cuisses, frictions avec l'huile de morphine triple sur les parties musculaires atteintes par la rigidité, vingt sangsues à la nuque.)

N'avais-je affaire qu'à un violent torticolis, qu'à une forte contraction spasmodique des muscles du cou et de la mâchoire, ou bien l'altération première émanait-elle d'un principe plus essentiel? était-ce une véritable lésion du système nerveux? était-ce une névrose? le tétanos, enfin? Je penchai pour cette dernière hypothèse.

A neuf heures du soir, le 9, la crise cesse, et comme le jour précédent, se termine par une sueur; la malade est

11

accablée, elle conserve dans les muscles convulsionnés une douleur sourde, ils sont endoloris: alors la bouche est sèche, amère, la soif ardente, la langue surchargée d'un enduit sabural, et quoique le retour du calme apparaisse chaque nuit, il y a cependant insomnie. (Lavement avec le musc et l'assa-fœtida, un grain d'extrait gommeux d'opium pour la nuit, vingt grains d'ipécacuanha pour le lendemain.)

Le 10, à cinq heures du matin, le vomitif est pris, et à huit la malade en est débarrassée; des vomissemens et d'abondantes selles bilieuses en ont été la suite. A onze heures, une crise encore plus forte que celle de la veille se montre de nouveau; la malade ressent des campres dans les jambes, l'opistothonos n'est pas douteux, et le trismus des plus intenses.

Pendant six jours alors j'attaque la maladie par tous les agens thérapeutiques que la pharmacopée nous offre dans la classe des anti-spasmodiques, mais quoique administrés à doses élevées, ils restent sans résultat. Plus j'allais, plus les crises devenaient violentes, plus aussi la malade, par suite des atteintes portées au système nerveux, s'affaiblissait. Alors l'idée me vint d'attaquer cette affection pyrétologique par le quinquina. Le jour où j'en fis l'essai, la malade me paraissait dans un état désespéré; trois jours après elle put se lever et manger un léger potage. Une huitaine fut suffisante pour arriver à une guérison parfaite.

Réflexions. — Le fait que je viens de rapporter était une fièvre pernicieuse que j'appellerai opistothonique, parce que les convulsions portaient le corps en arrière. Boyer dit que le tétanos traumatique n'est jamais accompagné de fièvre. Le considèrerons-nous comme un tétanos intermittent? non, car il n'existe pas; les exemples donnés pour tels par quelques auteurs n'étaient que des fièvres intermittentes pernicieuses, marquées par des accidens convulsifs graves. Casimir Médicus le prouve, car tous les cas qu'il a rapportés ont cédé, comme le mien, à l'action du quinquina.

C'est probablement à une phlogose de quelque portion de l'axe médullaire qu'il faut attribuer l'affection dont je m'occupe en ce moment : les recherches de MORGAGNI et de quelques autres auteurs prouvent que l'appareil encéphalo-spinal est altéré; ils ont trouvé sur le cadavre des lésions indiquant une assez forte irritation de la substance médullaire et de ses enveloppes.

Le tétanos est une maladie, comme l'on sait, qui est fréquente dans les pays chauds et marécageux; dans nos contrées, l'année 1835 fut brûlante. La malade habitait une ferme placée dans des conditions insalubres ; il n'est donc pas étonnant qu'elle ait été atteinte d'une fièvre qui a simulé chez elle (peut-être à cause d'une prédisposition) un véritable tétanos. En effet, la fièvre pernicieuse tétanique pourrait fort bien tenir à une irritation spéciale du principe toxique, à une influence particulière du miasme sur une partie de la substance médullaire.

Là où le traitement anti-spasmodique a échoué, le quinquina a triomphé; la marche, au reste, de la maladie ne peut laisser aucun doute sur sa véritable nature.

TRENTE-DEUXIÈME OBSERVATION.

Epileptique.

Marie....., enfant naturel, âgée de dix-sept ans, mal réglée, d'un tempérament lymphatique, offrant l'aspect de la souffrance et de la misère, placée comme bergère dans une ferme malheureuse de la Bresse, fut prise dans le mois d'octobre 1837 d'une fièvre intermittente simple, à laquelle ses maîtres ne prêtèrent aucune attention. Déjà plusieurs accès avaient eu lieu sans que rien d'étrange se fût manifesté dans le cours de cette maladie, lorsque le 14 je suis appelé, cette jeune fille venant, me dit-on, de prendre les convulsions.

Je la trouvais sans connaissance ; elle avait les paupières entrefermées, les pupilles étaient fixes et dilatées, la face vultueuse, le cou gonflé, un peu d'écume s'échappait de la bouche, dont la commissure droite offrait une légère distorsion ; le pouls donnait 120 pulsations, il était dur ; la malade était couchée sur le dos, le tronc immobile, la respiration courte et précipitée. Dans cette première visite, je crus, je l'avoue, que l'état actuel de cette jeune fille tenait à un écart de régime qui avait développé les symptômes cérébraux que je remarquais : ma médication fut donc conforme à ma pensée.

Le 15, il me fut impossible de voir la malade.

Le 16, retour des mêmes phénomènes morbides que les deux jours précédens : Marie....., à l'arrivée des accès, a de légers frissons ; elle perd tout-à-coup connaissance, éprouve des mouvemens convulsifs généraux, reste quelques instans dans une insensibilité complète, puis tout-à-coup la rigidité cesse ; elle est assoupie, revient insensiblement à elle ; alors une pâleur profonde succède à la rougeur du visage, une sueur abondante paraît, et la malade ne conserve plus dans l'intervalle des accès qu'une pesanteur de tête ; elle a, dit-elle, des courbatures, elle est toute brisée.

Ayant acquis la certitude que cette jeune fille n'avait jamais eu de crises semblables, je ne doutai plus que les accidens épileptiques qui reparaissaient périodiquement au retour de chaque accès de fièvre, ne fussent le résultat de celle-ci ; en conséquence, j'attaquai la maladie par le quinquina, et je fus assez heureux pour en triompher en peu de temps.

Réflexions. — Marie..... a été en premier lieu atteinte d'une fièvre intermittente simple qui a été, au bout de quelques accès, accompagnée de symptômes épileptiques. A quoi donc attribuer cette dernière complication, sinon, comme dans le fait précédent, à une influence secrète du principe délétère sur le système nerveux en général, ou à l'altération d'une région toute spéciale de l'appareil cérébro-spinal?

Les accidens nerveux, les crises épileptiques, en prenant de l'intensité au retour de chaque accès de fièvre, m'inspirèrent quelque inquiétude sur les résultats de cette affection; la congestion cérébrale qui en était la suite, en s'établissant aussi périodiquement, aurait fini par amener une encéphalite ou une méningite; peut-être encore la phlegmasie se serait-elle développée dans la moëlle épinière ou dans ses enveloppes.

Le genre de la fièvre pernicieuse tiendra donc à la lésion de l'appareil nerveux en général, chargé de présider aux lois vitales, aux fonctions de notre organisation, ou à l'altération toute spéciale d'une de ses grandes ramifications.

Comme je n'ai eu l'occasion d'observer que ce seul exemple de fièvre pernicieuse épileptique, peut-être, pour ajouter à l'histoire de cette maladie si rare, le fait analogue consigné dans l'ouvrage d'ALIBERT, et qui est dû à LAUTTER, trouvera-t-il convenablement place ici.

«Une fille, âgée de six ans, fut saisie d'un frisson, auquel succéda un froid de peu de durée; il survint ensuite un chaud violent et un état convulsif de tous ses membres. La malade avait la bouche écumante et finissait par tomber dans un profond sommeil. Lorsque LAUTTER fut appelé il la trouva éveillée, prise néanmoins d'une fièvre assez considérable; elle était dans une débilité extrême et se plaignait beaucoup de la tête. Il traita d'abord cette affection comme une véritable épilepsie. Le jour suivant, la jeune malade fut très-bien; mais le troisième jour, LAUTTER apprit, d'après les rapports des parens, que les symptômes s'étaient manifestés à la même heure et avaient fini de même; il changea donc son diagnostic, et soupçonna que c'était une fièvre pernicieuse qui avait pris le masque de l'affection épileptique. Seize grammes de quinquina, administrés dans l'intervalle du troisième au quatrième paroxysme, firent disparaître tous les accidens. »

VARIÉTÉS.

—

Pernicieuse érysipélateuse.

Les fièvres de marais, les fièvres intermittentes, surtout celles qui révèlent un caractère grave ou pernicieux, peuvent donc, comme nous l'avons déja vu, simuler tantôt une encéphalite, tantôt une méningite; quelquefois elles apparaissent sous la forme d'une hépatite, d'une gastralgie ou d'un tétanos; leur marche, toujours insidieuse, se dérobe ainsi souvent à la plus attentive observation. En Dombes et dans la Bresse, une des complications les plus fréquentes des fièvres pernicieuses est une angine, un érysipèle de la face, un phlegmon.

Mlle Bozonné, de Meximieux, pensionnaire au couvent de la Visitation à Montluel, est prise, le 28 mai 1843, de frissons avec céphalalgie violente. Appelé auprès d'elle, je lui trouve de la fièvre, elle a la peau sèche, brûlante; celle du front, des joues et du nez offre un gonflement assez prononcé; elle est luisante, la langue est blanchâtre. (Lavement simple, moutarde sur les extrémités, vésicatoires camphrés aux bras; pour tisane, orge avec miel, diète.)

La nuit fut mauvaise, la malade éprouva une grande agitation.

Le 29, au matin, la rougeur du front, du nez, des pommettes, a gagné toute la face, elle disparait sous la pression du doigt: la tuméfaction est considérable, la chaleur de la peau sèche; il y a un peu d'altération chez la malade, la fièvre est forte, le pouls dur et accéléré, 92 pulsations. A la pression, la région épigastrique n'est point douloureuse; absence de selles. (Lavement purgatif, huit sangsues derrière chaque oreille, nouvelles applications de moutarde.)

Le 30, à six heures du matin, le pouls est à 85 pulsations. Mlle B... me dit souffrir un peu moins de la tête ; cependant les symptômes de la phlogose faciale sont les mêmes, malgré l'évacuation sanguine. Dans la soirée, le mal de tête augmente, la malade éprouve une chaleur brûlante au visage, toute la nuit se passe dans une grande agitation ; la sœur de garde m'annonce que la fièvre a été très-forte, qu'il s'est manifesté un peu de délire.

Le 31, le nez et les joues présentent de petites phlyctènes remplies de sérosité jaunâtre, la malade crie la tête, le pouls me donne 108 pulsations Craignant une réaction sur le cerveau ou ses enveloppes, je fais appliquer vingt sang- sues aux tempes, je prescris l'orangeade, et deux nouveaux vésicatoires camphrés sont appliqués aux jambes.

Le 1er juin, dans la matinée, la fièvre est un peu moins forte, la tuméfaction et la rougeur sont moins grandes, les phlyctènes en se brisant ont laissé écouler une sérosité citrine qui s'est desséchée et a formé des croûtes jaunâtres, la peau est excoriée dans les endroits où l'écoulement s'est opéré, l'œdème des paupières est aussi moins considérable. (Manne en larmes, once ij, à prendre pour le lendemain dans une tasse de thé.) La nuit ne fut pas meilleure que les précédentes.

Le 2 juin, même état que la veille ; la rougeur du visage a fait place à une pâleur maintenant habituelle, trois selles ont été le résultat du laxatif, les vésicatoires sont pansés et donnent beaucoup ; dans la soirée, à six heures, la malade ressent quelques frissons, elle demande à être couverte, elle a des maux de cœur, se sent faible.

Le 3, la peau est flétrie, décolorée, gersée, le visage est profondément altéré ; il y a exfoliation de l'épiderme, la chûte des croûtes s'est opérée. Mlle B... conserve ses maux de cœur, la respiration nasale est difficile ; il y a prostration complète.

Les 4, 5 et 6 juin, la position de cette jeune personne s'aggrave, la place des phlyctènes est brune, il y a des défaillances, la pâleur est grande, la prostration toujours plus sensible; le pouls donne 115 pulsations, mais il est très-faible. L'ensemble des symptômes s'aggrave, chaque après-dîner ils sont précédés par de légers frissons, chaque nuit il y a un peu de rêvasserie. Tous les moyens que j'avais mis jusqu'alors en usage n'ayant eu d'action que sur la phlogose érysipélateuse de la face, sans qu'il m'eût été possible de l'amener à une résolution parfaite; d'un autre côté croyant trouver la cause de la marche fâcheuse de la maladie dans une intermittence nerveuse qui compliquait l'affection locale, c'est-à-dire l'inflammation de la peau et du tissu cellulaire sous-jacent de la face, j'eus recours au quinquina.

Le 7, l'état de Mlle B... me paraissant très-sérieux, je fis prendre vingt grains de sulfate de quinine en lavement le premier jour, et dix le second. Bientôt les accidens s'arrêtèrent, les forces se relevèrent, et au bout d'une huitaine de ce traitement, la malade quitta le couvent et se rendit chez elle.

2e *fait.* — Sœur Séraphine, attachée à la même communauté, est prise dans le mois d'avril 1843 de vomissemens bilieux abondans avec fièvre et forte céphalalgie. Deux ou trois jours après, tous les symptômes d'un violent érysipèle de la face se déclarent. J'étais absent du pays, un de mes confrères est appelé; il prescrit à plusieurs reprises de fortes applications de sangsues, donne un vomitif, et durant cinq à six jours de prodromes, s'attache à faire avorter la période inflammatoire. Bientôt de retour, et mon collègue ayant cessé ses visites, sur les instances de la malade je suis appelé auprès d'elle.

Sœur Séraphine, le 18 avril, me présente une tuméfaction générale de la face qui est très-pâle et profondément altérée; l'épiderme, soulevée dans quelques parties, forme des phlyctènes contenant une sérosité verdâtre ; à chaque instant elle éprouve des défaillances, son pouls est faible et précipité. (Vésicatoires camphrés aux cuisses, frictions sur les jambes et les bras avec l'alcool camphré.)

Chaque soir une exacerbation, précédée de quelques frissons, se manifestait. Voyant la malade s'affaiblir de plus en plus, et son état arriver au point de m'inspirer de sérieuses inquiétudes, je compris que j'avais encore affaire ici à une double affection, consistant en un érysipèle de la face, compliqué d'une fièvre intermittente, qu'il fallait à tout prix enrayer le retour périodique de la congestion nerveuse ; j'eus donc recours au fébrifuge dont l'administration, comme dans le cas précédent, fut couronnée d'un plein succès.

Réflexions. — Les fièvres intermittentes pernicieuses, compliquées d'érysipèle, sont très-fréquentes en Dombes, au printemps surtout. Dans les deux exemples que nous venons de voir, et qui ont été l'un et l'autre précédés d'embarras gastrique, on remarque que l'affection erysipélateuse masque la fièvre intermittente ; et que celle-ci ne se déroule à nos yeux que lorsque tous les symptômes inflammatoires de l'affection cutanée ont cessé. Jusqu'alors, la marche de la fièvre ne pouvait être que fort insidieuse. C'est dans celles de ce genre qu'il faut être avare des évacuations sanguines, la prostration étant aussi funeste que prompte.

Dans la première période, combattez la phlogose érysipélateuse par les sangsues ; dans la seconde, détruisez l'embarras gastrique, donnez l'ipécacuanha, débarrassez les premières voies ; employez les vésicatoires et autres révulsifs dans la troisième, et si, malgré cette médication, vous voyez la maladie prendre un caractère grave, si votre malade tombe dans une grande prostration avec défaillances, qu'il ait le pouls faible et déprimé, n'allez pas plus loin, vite le quinquina, ou la mort ne tarderait pas à survenir.

TRENTE-QUATRIÈME OBSERVATION.

Pernicieuse avec angine.

En 1830, le fils Sermet, de la commune de la Boisse, est pris, dans les premiers jours de décembre, d'un malaise, suivi bientôt de tous les symptômes constituant une angine gutturale très-intense. Occupant une pièce dont la température est habituellement très-élevée par l'influence malfaisante d'un poêle, la maladie débute chez lui par une céphalalgie violente, accompagnée de frissons, de courbature générale. Bientôt la fièvre apparaît et se développe avec une grande activité. Sermet accuse de la chaleur et de la gêne au gosier ; l'examen de la cavité buccale me laisse apercevoir la membrane muqueuse du voile du palais et de ses piliers qui est rouge et gonflée, le visage est animé, les mouvemens de la déglutition presque impossibles ; c'est un jeune homme vigoureux, très-sanguin ; la langue est sèche, mais cependant aucune région de l'abdomen n'est douloureuse au toucher. (Je pratique une saignée de bras, je prescris quelques fumigations, un gargarisme adoucissant, des synapismes sur les extrémités.)

Le malade passa une très-mauvaise nuit, et le lendemain tous les symptômes déjà énumérés avaient encore acquis une intensité plus grande. (Pour le second jour, continuation des mêmes moyens, à l'exception de la saignée que je remplace par une application de douze sangsues sur le trajet des jugulaires.) Un peu de délire dans la nuit ; le malade, parfois, veut sortir de son lit.

Le troisième jour, quoique le pouls fût toujours dur et fréquent, que l'injection du visage fût la même, qu'il y eût autant de difficulté dans la déglutition, les symptômes nerveux survenus dans la nuit précédente m'empêchèrent de recourir à de nouvelles évacuations sanguines, je vis,

dans l'intensité toujours croissante de l'affection, une altération profonde du système nerveux contre laquelle je
tournai de suite toute mon attention. Je prescrivis, comme
moyen dérivatif, le calomélas, deux vésicatoires camphrés
furent appliqués aux jambes, et dans la matinée du lendemain, mon intention était de donner le quinquina; mais je
n'en eus malheureusement pas le temps. A six heures du
soir, le troisième jour, un frisson violent survint avec une
prostration effrayante; une pâleur mortelle se répandit sur
le visage, le pouls tout-à-coup devint petit, insensiblement
les fonctions intellectuelles et celles de la respiration se
troublèrent, et au bout de quelques heures ce jeune homme
succomba.

2e *fait.* — Au mois d'août 1835, Nicolas BARBET prend la
fièvre; il est âgé de trente-sept ans, d'une constitution
délicate, tousse habituellement, ce qui tient à sa profession
d'ouvrier tisseur.

Le 15, à deux heures de l'après-dîner, le malade accuse
une douleur au gosier; l'inspection de l'arrière-bouche fait
reconnaître, en effet, une phlogose assez prononcée des
amygdales et d'une partie de la muqueuse pharyngienne;
les mouvemens de la déglutition sont difficiles; il y a fièvre,
dégoût, enduit muqueux de la langue. (Douze sangsues
sur les côtés du cou, lavement simple, synapismes aux
extrémités, coton et taffetas gommé aux pieds.)

Le 16, l'état du malade est le même, la fièvre ne cesse
pas, la toux est plus fréquente. (Gargarisme adoucissant,
looch simple par cuillerée, vésicatoire camphré au bras.)

Du 16 au 20, deux nouvelles applications de sangsues
ont eu lieu, et sous leur influence l'amygdalite semble s'être
amendée; il y a moins de rougeur sur ses glandes, ainsi
que sur la luette, qui est aussi moins engorgée et moins
allongée; le malade rejette sans cesse et avec peine un limon
épais, blanc; son haleine est mauvaise, il semble parler du
nez. Malgré l'emploi des évacuations sanguines, l'angine a

donc passé à l'état de suppuration. La fièvre s'est amendée, mais chaque après-dîner elle reparaît avec un peu plus de force; un véritable paroxysme, une véritable recrudescence dans l'ensemble des phénomènes morbides se manifestent chaque nuit; Barbet est très-accablé.

Les 20 et 21, l'angine reparaît fortement, les liquides passent avec beaucoup de peine; le malade, dans le mouvement de la déglutition, est obligé d'avancer fortement la tête en avant. Craignant la prédominance des symptômes nerveux par l'emploi d'une nouvelle application de sangsues, je fais apposer un vésicatoire volant sur la face antérieure du cou; le malade veut une saignée que je lui refuse.

Le 22, à sept heures du soir, frissons, suivis bientôt d'une chaleur intense, céphalalgie violente, constriction avec sentiment de brûlure au gosier, grande prostration, facies altéré, pouls sensiblement moins fort. J'apprends que dans la matinée de ce jour-là mon malade s'était fait pratiquer une saignée par une sage-femme.

Mes craintes se réalisant, j'ordonne pour le lendemain 23, à cinq heures du matin, trente grains de sulfate de quinine, la moitié en potion, la seconde en lavement. Le soir, la fièvre fut beaucoup moins forte, le malade fut moins souffrant, la déglutition se faisait avec plus de facilité, le teint était meilleur et les forces déjà s'étaient relevées.

Continuation du quinquina les 24 et 25.

Guérison parfaite le 3 septembre.

Réflexions. — Les cas ne sont pas rares, surtout dans nos contrées, des exemples de fièvres rémittentes pernicieuses avec angine gutturale, comme celui que j'ai rapporté et dont fut victime le fils Sermet. L'angine, chez ce jeune homme, nous apparut franchement inflammatoire. Vigoureux, d'un tempérament sanguin, il y avait chez lui prédominance du système circulatoire; je devais donc en commençant attaquer la maladie par les émissions sanguines. Mais l'apparition des symptômes nerveux survenus la seconde nuit éveillèrent mon attention ; je vis bientôt que je n'avais pas affaire à une angine gutturale simple, mais compliquée d'accidens nerveux ou sympathiques dont l'influence pernicieuse était masquée par la maladie locale, par la phlogose de la muqueuse bucco-pharyngienne ; je voulus m'arrêter pour parer aux accidens les plus graves ; mais il m'arriva malheureusement ce qui n'est pas rare, je le répète, dans nos pays, le malade succomba le quatrième jour dans un accès pernicieux que j'avais prévu, mais contre la violence duquel le quinquina eût échoué, je crois, lors même que j'aurais eu le temps d'y recourir ; c'était encore un de ces cas désespérés où, en combattant la phlegmasie locale, en l'isolant de la lésion générale du système nerveux, en voulant séparer l'une de l'autre, on amène quelquefois des accidens instantanément mortels.

Un médecin étranger aux localités où l'on rencontre les fièvres de marais éprouverait, j'en suis convaincu, de très-grands revers s'il avait à traiter quelques affections pyrétologiques de la nature de celles qui font le sujet de ce chapitre. Son attention ne se portant que sur l'ensemble des phénomènes morbides constituant une véritable angine, toute sa médication consisterait à triompher de la période inflammatoire par les antiphlogistiques ; presque toujours alors son malade lui échapperait, précisément au moment où il le croirait sauvé.

Dans l'exemple du sieur Barbet, c'est encore l'angine qui s'annonce la première ; mais la lésion du système nerveux, la fièvre intermittente, offrant des caractères moins graves que dans le cas précédent, celle-ci s'est montrée avec une marche plus franche, après que j'eus combattu l'angine gutturale par les évacuations sanguines dont l'emploi répété ne prévint cependant pas la période de suppuration. C'est du 16 au 20 août que survint ce changement ; mais alors nous voyons la lésion du système nerveux prendre le dessus,

et sous son influence une recrudescence se manifester dans
l'angine gutturale, récrudescence assez forte pour inspirer
des inquiétudes au malade et le porter à me demander une
saignée que je lui refusai, mais qu'il se fit pratiquer par
une sage-femme dans la matinée du 22. Cette évacuation
sanguine eût été bien funeste au malade, si je ne m'étais
tenu en garde contre l'affection nerveuse qui eût infailliblement passé à son summum d'intensité dans l'accès
suivant.

TRENTE-CINQUIÈME OBSERVATION.

Pernicieuse avec un phlegmon.

Un homme de quarante-huit ans, d'un tempérament
lymphatico-bilieux, est atteint d'un phlegmon qui se développe dans l'avant-bras; le tissu cellulaire sous-cutané est
seul affecté; mais la violence de l'inflammation a été telle,
que malgré les abondantes évacuations sanguines, quelques
portions se sont sphacélées.

Le malade, les premiers jours, ayant eu quelques nausées,
quelques maux de cœur, et la langue annonçant chez lui un
état sabural des premières voies, je lui avais administré
vingt-quatre grains d'ipécacuanha. Quelques foyers puru-
lens avaient été ouverts; il y avait trois semaines que la
maladie durait, tout allait pour le mieux, les escarres
s'étaient détachées, des bourgeons charnus roses les avaient
remplacées, le pus des plaies était de bonne nature, lorsque
tout-à-coup la fièvre se déclare avec une diarrhée. Bientôt
des symptômes cérébraux sympathiques de l'affection abdominale surviennent, le malade s'affaiblit, la plaie de deux
vésicatoires appliqués aux cuisses noircit, la cicatrisation
de celle du bras s'arrête, leur aspect n'est pas non plus
satisfaisant; la fièvre est continuelle.

Cependant, quelques jours après, une crise heureuse
s'opère. D'abondantes sueurs étant survenues avec une

éruption miliaire et phlycténoïde, un amendement notable se manifesta du côté de l'irritation de la muqueuse intestinale; d'interne, celle-ci était devenue externe; elle s'était localisée sur le système dermoïde, la diarrhée alors s'était arrêtée, la fièvre s'était régularisée.

Chaque matin, j'entrevoyais pourtant dans la marche des phénomènes morbides une légère accélération sans frissons. Le malade étant déjà mieux et ayant acquis la certitude qu'une fièvre de marais compliquait la phlegmasie locale, le phlegmon du bras, que cette fièvre, rémittente à ses débuts, n'était arrivée à se régulariser que par les sueurs abondantes qui s'étaient déclarées; d'un autre côté, ayant remarqué quelques symptômes qui me faisaient craindre l'apparition prochaine de quelques accidens graves, opinion qui me paraissait d'autant plus probable que le malade se trouvait toujours sous l'influence de l'intoxication la plus énergique; j'administrai tout de suite le sulfate de quinine en potion et, quelques jours après, le malade fut rétabli, et les plaies du bras ne tardèrent pas non plus à être complètement cicatrisées.

Réflexions. — Sous l'influence de cette fièvre rémittente-diarrhéïque, dès son apparition, la marche heureuse du phlegmon est entravée, la plaie des vésicatoires prend une teinte noire, celles du bras perdent leur aspect favorable; en même temps, l'irritation, la congestion se fixent sur la muqueuse intestinale; elles y établissent leur siége, jusqu'au moment où des sueurs abondantes surviennent. Alors, par cette réaction à la peau, il y a déplacement de l'irritation de l'intérieur à l'extérieur; alors les phénomènes indiquant la première cessent (la diarrhée, les coliques, etc.), et la fièvre de marais, l'affection pyrétologique, l'intermittence nerveuse, se dessinent.

Nous avons vu, et je le répète, que les fièvres de marais, quel que soit leur type, peuvent exister avec toutes les lésions organiques, toutes les affections idiopathiques émanant des systèmes sanguin et parenchymateux.

Souvent encore, dans nos contrées, on rencontre les fièvres pernicieuses tantôt avec une ophtalmie, ou, pendant la durée d'une plaie, d'un ulcère, d'un phlegmon, etc.

La lésion du système nerveux qui tiendra à l'intoxication paludéenne (ou la fièvre), quelle que soit son intensité, quoique indépendante des altérations viscérales, pourra donc néanmoins se développer avec toutes les maladies essentielles ou idiopathiques dont notre organisation pourra être atteinte. Souvent elle les simulera comme dans l'exemple dixseptième que j'ai rapporté (pernicieuse cardialgique). C'est pourquoi je crois utile de répéter, une dernière fois, que le médecin doit toujours se rappeler un fait important déjà signalé par SÉNAC, que le trouble des fonctions organiques et les douleurs qui se manifestent dans tel ou tel viscère de l'économie n'annoncent pas toujours une inflammation des parties qui en sont le siége; souvent, au contraire, tous ces symptômes redoutables, et qui semblent dus à la phlegmasie la plus intense, tombent pour ainsi dire tout-à-coup; ils cèdent comme par enchantement à l'action de l'anti-périodique du spécifique du Pérou.

Ainsi donc, que le médecin, en combattant les effets redoutables d'une fièvre pernicieuse, cherche toujours à découvrir quelle est sa nature première, si elle émane entièrement du système nerveux, ou si elle s'accompagne réellement d'accidens secondaires indiquant une complication.

CHAPITRE II.

DE L'INFLUENCE DES CAUSES EXTÉRIEURES SUR LA PRODUCTION DES FIÈVRES PERNICIEUSES.

1° *Action de la chaleur, de l'humidité et des eaux stagnantes sur leur développement. Mode d'action de la matière miasmatique sur notre organisation. C'est un empoisonnement par un gaz méphitique, résultat de la décomposition, de la putréfaction des substances végétales et animales.*

2° *L'introduction de cet agent délétère dans notre organisation se fait par l'absorption pulmonaire et cutanée. C'est à sa qualité et à sa quantité qu'il faut attribuer les différens types que peut prendre la fièvre pernicieuse.*

3° *De son diagnostic, considéré d'après la marche de la maladie ou le caractère des paroxysmes. Signes divers indiquant la tendance des fièvres à passer à leur summum de gravité.*

4° *Du pronostic de ces fièvres, basé sur l'état de l'individu, son idiosyncrasie sur l'ensemble de ses forces vitales, sur l'altération plus ou moins profonde des principales fonctions de l'organisation, et sur l'intensité plus ou moins grande des paroxysmes.*

12

—

Qu'il est sombre et glacé le climat de la Dombe !...
En nuages flottans, sous un ciel qui se plombe,
Une opaque vapeur, et la nuit et le jour,
Couvre, immense Océan, cet humide séjour.
Tout languit, tout se meurt, tout est deuil et souffrance,
Et de l'astre du jour semble pleurer l'absence.
Des eaux, toujours des eaux qui, de leur froid limon,
Répandent dans les airs un fétide poison !...
Quelques bouleaux épars, de leur feuillage blême,
Ornent seuls ce séjour qu'a frappé l'anathême.
Jamais du rossignol, ce doux chantre des bois,
L'écho n'a répété l'harmonieuse voix.
Mais des oiseaux de l'onde une innombrable armée
Se montre dans les airs en triangle formée,
Au signal de son chef s'abat rapidement,
De ses noirs bataillons couvre le flot dormant,
Et seule vient troubler, avec des cris sauvages,
Le silence de mort qui règne sur ces plages.
Sans soleil, sans éther, de pâles habitans,
Le front dans les brouillards et le pied dans l'argile,
Fantômes décharnés, errent d'un pas débile
Sur ce sol infécond qui n'a pas de printemps.
La nature engourdie a perdu son empire,
Ses couleurs, ses parfums, ses attraits ravissans,
Et sous le poids des eaux on dirait qu'elle expire.

(*Esquisses poétiques du département de l'Ain*,
par G. DE MOYRIA.)

—

ARTICLE PREMIER.

Influence des eaux stagnantes sur le développement des fièvres pernicieuses ; il est dû à l'action combinée de la chaleur et de l'humidité. — Mode d'action de la matière miasmatique sur notre organisation. — C'est un empoisonnement par un gaz méphitique, résultat de la décomposition, de la putréfaction des substances végétales et animales.

Il est un point de médecine pratique sur lequel les médecins de l'antiquité et ceux de nos jours ont été d'un accord unanime, c'est l'influence malfaisante des pays marécageux sur la santé de l'homme qui les habite.

Dans les climats brûlans et tempérés, les localités qui se trouvent, comme la Dombes et la Bresse, couvertes de marais et d'étangs, sont à deux époques de l'année, au printemps et à l'automne, soumises à une altération chimique de l'air atmosphérique, due au croupissement et à l'évaporation de ces eaux stagnantes. Quoi qu'en dise M. le docteur Boudin, il est certain que les fièvres d'Hippocrate, des pays chauds, des contrées marécageuses, les fièvres intermittentes, et surtout les rémittentes, sont plus fréquentes après les grandes chaleurs, en automne, qu'à aucune autre époque de la saison.

La Dombes et la Bresse sont deux contrées faisant partie du département de l'Ain, à l'est et au centre de la France.

Le plateau de la Dombes se trouve à 370 pieds au-dessus du niveau du Rhône, de la Saône et de la rivière d'Ain, entre lesquels il est situé. Il s'affaiblit du sud-est au nord-ouest, formant de chaque côté de ces trois grands cours d'eau un plan légèrement incliné. Cette pente, dit le célèbre agronome M. Puvis, est très-forte, plus qu'elle ne l'est dans aucun pays de plaine, puisque la pente la plus faible, celle de la direction générale du plateau du midi au nord, celle

qui existe depuis les points culminans du plateau de la
Dombes entre Chalamont et Meximieux, depuis le Montel-
lier, point le plus élevé, jusque sur le plateau de la Bresse,
à Bourg, est de 55 mètres, pente de près de 2 millimètres
par mètre, quatre fois plus rapide que celle du bassin du
Rhône.

Son sol argilo-siliceux conserve l'humidité qu'y ont
déposée les pluies durant l'hiver, et la rend en exhalaisons
malfaisantes pendant les chaleurs. Il est susceptible, par
une culture sage et entendue, par les nouvelles méthodes
que l'agriculture y met en pratique depuis quelques années,
de devenir d'une grande fertilité. Sur sa plus vaste étendue,
il est couvert, aujourd'hui encore, d'une immense quantité
d'étangs (1) ou réservoirs, créés jadis par la main des malheureux habitans de cette contrée, qui alors, privés de
communication avec les grands centres de population, avec
les grandes villes, restaient chez eux isolés, sans débouchés
pour leurs produits, et en cela étaient forcés d'abandonner
la culture de leurs champs. Manquant de bras, privé d'en-
grais, de ceux surtout convenables à sa nature, et dont on
retire aujourd'hui de si grands résultats (2), ce sol fut
abandonné et converti en vastes bassins ou réservoirs qui
furent retenus par des digues ou chaussées, dans le centre
desquelles on pratiqua des ouvertures, des empellemens
pour faciliter à volonté l'écoulement des eaux. On y mit du
poisson ; de cette manière, les malheureux habitans de ce
pays tiraient alors le meilleur parti possible d'un terrain
qu'ils ne pouvaient cultiver.

Aujourd'hui, grâce aux bienfaits de la civilisation, fruit
d'une sage administration, une ère nouvelle s'ouvre, avons-
nous dit, pour ces pauvres contrées. Des routes sont tracées
dans toutes les directions, les produits pourront s'exporter

(1) Le nombre s'en élève à 1,800.
(2) Les cendres, la chaux.

facilement, la culture est mieux entendue, l'aisance des
habitans plus grande; dès-lors, ces circonstances vont devenir des causes déterminantes pour qu'une population
plus nombreuse, et en rapport avec les besoins du pays,
puisse y reparaître ce qu'elle avait été à une époque antérieure encore à celle dont je viens de parler. Alors le
desséchement de ces étangs ou marais deviendra la source
d'une véritable richesse, parce qu'on y verra la constitution
atmosphérique du pays s'améliorer par suite du changement
de nature dans son sol.

Les étangs de la Dombes offrent tous un plan incliné, ce
qui doit nécessairement soumettre une partie plus ou moins
considérable du sol à l'action des rayons solaires, et favoriser l'évaporation des eaux dont ils s'alimentent. De là cette
grande insalubrité dans la contrée, dont l'intensité variera
elle-même, suivant une foule de conditions, comme la plus
ou moins grande profondeur des réservoirs, et la plus ou
moins grande quantité de substances végétales ou animales
que ces eaux, qui ne proviennent ni de sources ni de rivières, pourront contenir. L'eau des marais, au rapport
de Lancisi, contient beaucoup de substances hétérogènes,
des plantes marécageuses, des feuilles, des herbes, des
semences, des racines, une infinité d'animalcules et des
débris d'animaux putréfiés, comme des poissons, des
vers, etc.

Le professeur Baumes dit qu'elles renferment du gaz hydrogène, du gaz acide carbonique, du gaz azote, et un peu
de gaz ammoniacal.

Si donc par suite du desséchement inévitable d'une portion plus ou moins considérable de la surface d'un étang,
de ses bords, par le soleil, il s'ensuit une décomposition
de ces matières végétales et animales, il y aura nécessairement aussi dégagement de gaz délétères, d'émanations
vicieuses, septiques, qui deviendront la cause de certaines
affections propres au pays.

L'eau, en s'évaporant dans l'air, passe à l'état de vapeur, laquelle est d'autant plus forte que la masse est plus échauffée. Mais quelle que soit la densité ou la raréfaction de celui-ci, la quantité d'eau évaporée est toujours proportionnelle au degré de chaleur et à l'espace dans lequel a lieu l'évaporation. Par elle donc, il se forme dans cette circonstance, et par le contact de la terre et de l'eau, des émanations (telluriques) de nature gazeuse, qui s'élèvent dans l'air, et dont les habitans qui se trouvent dans ces localités absorbent quelques parcelles, agissant alors chez eux à la manière des poisons délétères.

Le pouvoir de ces émanations gazeuses, de cet agent miasmatique répandu dans l'atmosphère, est d'éveiller dans notre organisation certains phénomènes pathologiques dont l'ensemble des symptômes constitue une série d'actes organiques appelés fièvres. Les mêmes faits se reproduiront partout où l'on rencontrera les mêmes conditions de sol et de constitution atmosphérique. Hippocrate, dans son immortel *Traité de l'air, des eaux et des lieux*, nous a laissé la plus exacte description des maladies endémiques des pays marécageux. Ainsi, ses écrits nous apprennent qu'il y a deux mille ans les habitans des rives fangeuses du Phase étaient sujets aux hydropisies, aux ulcères aux jambes, aux engorgemens des viscères du bas-ventre, aux fièvres d'accès, et la lecture des ouvrages de Lancisi, Lind, Zimmermann, de Baumes, de Fodéré, de Nepple, d'Alibert, de Bally et du docteur Montfalcon, nous prouvent que c'est encore aujourd'hui les mêmes maladies qui déciment les malheureux qui végètent sur le sol empoisonné des Marais Pontins, de la Sologne, de la Dombes et de toutes les contrées marécageuses.

Ainsi donc, l'organisation de l'homme dont la vie se passe dans des pays de marais, sera, à certaines époques de l'année (durant la saison des chaleurs), soumise à certains changemens, à certaines modifications, à une altération

physique des fonctions vitales, que nous attribuerons à
l'influence fâcheuse d'un principe délétère répandu dans
l'atmosphère à l'aide de l'évaporation des eaux stagnantes,
et due à la décomposition des substances végétales et animales. Ce principe, cette matière gazeuse marétique, sera
donc la cause première, la principale des fièvres de marais,
des intermittentes les plus simples, comme des plus graves
(pernicieuses).

Maintenant, quelle nature attribuer à cet agent miasmatique des marais, à cette matière toxique? quelles seront
les conditions de sol et de constitution atmosphérique voulues pour son dégagement? MOSCATI prétend avoir analysé
les miasmes marécageux et avoir trouvé qu'ils résultent de
la dissolution d'une substance muqueuse animale, agitée
sous la forme de petites vésicules dans l'atmosphère. Le
célèbre BROCHI a répété ces expériences chimiques, mais
sans avoir obtenu aucun résultat satisfaisant.

Dirons-nous avec RASORI que la cause des fièvres pernicieuses est l'introduction dans notre organisation de certains
insectes ou animalcules infusoires qui vivent l'espace de
quelques heures. Ces insectes, avant de périr, engendrent
des œufs qui éclosent à leur tour; la mort de chaque géné-
ration est marquée par un accès de fièvre intermittente chez
le malade qui a avalé ou respiré les émanations!..... Non,
nous n'admettrons pas à coup sûr un pareil raisonnement,
et si j'ai rapporté l'opinion de ces auteurs sur la nature première des miasmes marécageux, c'est pour faire sentir tout
ce qu'elle a d'inadmissible, pour ne pas dire plus.

On est bien arrivé, par l'analyse chimique des vapeurs
qui s'élèvent dans les pays marécageux, à la découverte
d'une matière floconneuse, gélatineuse, d'une odeur nau-
séabonde, de marais, s'altérant avec promptitude, résultat
de la décomposition des matières végétales et animales, ce
qui constitue l'agent miasmatique, le principe toxique des
émanations marécageuses; mais nous n'en sommes pas

moins dans une complète ignorance sur sa véritable composition chimique. Avouons-le donc et contentons-nous de la presque certitude que nous avons de l'existence de ces miasmes.

Ces particules délétères répandues, dans l'atmosphère, agissent par infection (à la manière des poisons), c'est-à-dire que leur action sera plus ou moins grande, suivant que le degré d'intoxication aura été plus ou moins fort. Les miasmes, au contraire, provenant de maladies contagieuses, jouissent des propriétés des virus, c'est-à-dire que la plus petite quantité suffit pour reproduire le mal avec tous ses caractères. Par cette différence que j'établis entre les miasmes, on voit donc que le docteur FRESCHI, de Plaisance, soutient à tort, contre l'illustre TORTI, que la cause de la fièvre pernicieuse n'est pas un empoisonnement.

De toutes les conditions propres à modifier l'action des miasmes marécageux, la plus importante c'est l'influence qu'exerce sur eux l'air atmosphérique. La chaleur et l'humidité sont indispensables au développement de la matière toxifère ; la première active l'évaporation, et l'autre fournit le véhicule au miasme. M. Rigaud, de Lille, dans un mémoire publié au mois de juin 1817, et inséré dans la *Bibliothèque Britannique (Observations sur les propriétés physiques du mauvais air)*, dit « que voulant s'assurer par « les ressources de la physique, si on ne pourrait pas dé- « couvrir les causes d'insalubrité des Marais Pontins, il « avait rempli un vaste globe de cet air après le coucher « du soleil, l'avait ensuite entouré d'un mélange de glace « et de sel pilés, pour le condenser et lui enlever son hu- « midité, qu'il avait alors trouvé, déposée sur les parois « du vase, une légère matière (1) qui avait terni le verre, « et qui communiquait aux doigts avec lesquels on la « frottait une odeur très-fétide et repoussante. »

---

(1) Il aurait fallu l'inoculer, l'administrer, pour savoir si elle eût été capable de donner la fièvre.

Cette expérience prouve donc que l'humidité répandue dans l'atmosphère, est le véhicule au moyen duquel des atomes délétères sont transportés à distance et introduits dans notre organisation. La chaleur les fait naître, et à l'aide de l'humidité les miasmes restent en suspension dans l'air; de là absorption par nos tissus. C'est ainsi qu'on pourra se rendre compte de la plus grande fréquence des maladies dont je m'occupe dans les années chaudes et pluvieuses.

La chaleur a une action désorganisatrice sur les substances végétales et animales, action très-vive dans les terrains à sol argileux, comme celui de la Dombes, du Forez, de la Sologne; aussi doit-on lui attribuer l'influence malfaisante de l'air atmosphérique de ces contrées sur la santé des personnes qui y sont soumises. La décomposition des substances végétales et animales ne tient cependant pas à la chaleur seule; leur action pernicieuse sur notre économie serait nulle, s'il n'y avait un peu d'humidité dans l'atmosphère. Un air trop sec détruit l'agent miasmatique, la matière toxique, neutralise ses effets par le desséchement complet des foyers d'infection. BALLY dit « qu'à Rome, des « chiens crevés depuis plusieurs jours ne répandaient au- « cune odeur, que dans les sables brûlans de l'Afrique des « voyageurs ayant succombé à la fatigue s'étaient desséchés « sur place sans se putréfier. Ce desséchement des cadavres « dans les pays méridionaux s'opère bien plus rapidement « que dans le nord, parce que dans les premiers l'évapo- « ration des liquides est bien plus active, plus prompte, « que la putréfaction ne peut être portée à un degré aussi « avancé, comme lorsque des parties organiques privées « de vie conservent une grande quantité de liquides qu'elles « contiennent habituellement. »

Ce sera donc par une chaleur très-vive, lorsque l'air sera très-sec, que de pareilles remarques pourront avoir lieu; nous les admettons, parce qu'alors, comme je viens de le dire, le foyer d'infection qui en renferme la cause réelle, sera détruit par le desséchement des marais, des mares, des cloaques ou des égoûts. Des auteurs ont regardé la chaleur comme étant l'unique cause des fièvres de marais, mais c'est à tort, et en cela nous partageons l'avis du docteur Boudin, de Marseille. « Il m'est de toute impossibilité, « dit-il, de partager l'opinion de M. Faure Raymond, qui « regarde la chaleur comme la cause la plus générale des « fièvres intermittentes, car la chaleur ne favorise leur « développement dans les contrées où ces fièvres règnent « endémiquement, qu'en favorisant le dégagement de la « matière marétique, et sa mise en contact avec les surfaces « absorbantes de l'organisme. »

La chaleur seule ne pourrait pas, à coup sûr, produire une fièvre intermittente simple ou pernicieuse dans une localité d'une parfaite salubrité, qui serait exempte de toutes les conditions sous l'influence desquelles apparaît la fièvre de marais; mais dans celles où on la rencontre, elle en sera, sinon la cause principale ou déterminante, au moins en restera-t-elle d'une nécessité indispensable par son concours.

A l'exemple de certains auteurs, ne regardons pas non plus l'humidité comme la seule cause des fièvres de marais, car s'il en était ainsi, on les rencontrerait dans tous les pays dont la constitution atmosphérique ou les conditions de sol la favoriseraient. Ainsi, dans les îles, dans celles qui sont les plus éloignées des terres, à Sainte-Hélène par exemple, la fièvre intermittente devrait être endémique, et cependant il n'en est rien; quoique que l'air y soit très-humide, le climat est sain. Pourquoi cela? parce qu'elle ne renferme pas d'eaux stagnantes, de localités marécageuses, et qu'il en sera de même pour toutes les îles qui se trouveront dans les mêmes conditions. Sur les continens, l'air humide seul ne pourrait pas être insalubre non plus, dans un pays de plaine par exemple, s'il n'est retenu surtout par

aucun obstacle physique, et que son exposition soit au
nord, comme l'est celle de la Dombes dont le plateau,
comme je l'ai déjà dit, s'incline du sud-est au nord-ouest.

Sans chaleur, l'humidité serait nulle; l'hiver, les fièvres
sont très-rares dans la Dombes et en Bresse; ce n'est qu'à
l'époque des chaleurs qu'elles apparaissent. Les pays froids,
comme la Pologne, la Lithuanie, la Russie et la Hongrie,
qui sont couverts de nombreux marais, ne sont presque
pas insalubres, parce qu'il n'y a pas de desséchement,
d'évaporation; tandis que dans l'Inde, l'Amérique méridio-
nale, les Antilles et tous les pays chauds, l'influence malfaisante des marais est meurtrière; les maladies auxquelles
elle donne naissance apparaissent toutes avec un caractère
excessivement grave. Dans les pays chauds, il y a une production beaucoup plus considérable de petits animalcules
de toutes espèces, le règne végétal y est aussi plus développé, et la décomposition de ces êtres organisés s'y fait
avec la plus grande facilité.

Ainsi, nous le voyons, un air trop sec, comme celui qui
sera trop humide, ne réunira pas les conditions voulues
pour favoriser le développement des fièvres de marais,
parce que l'action isolée de l'un ou de l'autre restera alors
sans valeur. L'un neutralisera la matière miasmatique,
tandis que l'autre, sans le concours des rayons solaires, ne
pourra la développer; il faudra donc l'action combinée de
la chaleur et de l'humidité. Ces deux conditions seront
donc indispensables au développement du principe délétère
qui ne pourrait, sans elles, répétons-le, naître de manière
à produire sur notre organisation des phénomènes pyrétologiques complets.

« Il faut donc, disent MM. Fournier et Bégin, la présence
« d'autres agens que l'humidité atmosphérique pour donner
« naissance aux maladies endémiques de certaines contrées.
« Or, ces agens ne sont autre chose que les émanations dé-
« létères des marais qu'elles renferment. Ainsi, toutes les

« contrées marécageuses sont annuellement le théâtre de
» diverses maladies qui paraissent à l'époque où les ter-
« rains marécageux sont mis à découvert. Si l'on parcourt
« la plupart des pays qu'une insalubrité constante a rendus
« redoutables aux étrangers qui les fréquentent et même
« aux habitans qui y sont acclimatés, on verra toujours
« des marais ou d'autres causes analogues donner l'expli-
« cation de ces phénomènes. Cayenne, si funeste aux
« Français, creusée en forme d'entonnoir, ne fournit pres-
« que aucun écoulement aux eaux qu'elle reçoit et se
« trouve ainsi recouverte de terrains marécageux qui l'in-
« fectent. Sur la côte orientale d'Afrique, l'île de Mozam-
« bique, qui sert de lieu d'exil aux criminels Portugais,
« est tellement marécageuse, et par conséquent insalubre,
« que cinq à six ans de séjour y constituent, pour les mal-
« heureux qu'on y transporte, une vie très-longue. »

Les ouvrages de LANCISI, LIND, contiennent une foule
de faits qui prouvent que les fièvres intermittentes plus ou
moins pernicieuses sont toujours dues, non pas à l'humidité plus ou moins chaude répandue dans l'atmosphère,
mais à un véritable empoisonnement par des émanations
marécageuses dont l'activité sera d'autant plus grande, que
la fermentation putride sera elle-même plus active; c'est-
à-dire qu'elle aura lieu dans un climat plus brûlant. Nécessairement, plus le climat sera chaud, plus la décomposition
des végétaux et des matières putrescibles sera considérable,
plus grande aussi sera l'énergie délétère des miasmes; alors
l'action solaire favorisera l'exhalaison du gaz pernicieux.

Les eaux stagnantes ne sont dangereuses pour la santé
que par l'évaporation qui s'opère sur leurs bords, parce-
qu'alors elle laisse à nu une vase infecte, ce qui n'arrive
pas pour les fleuves, les rivières à courans rapides. Alibert
dit (*Traité des fièvres pernicieuses*): « Les étangs et les
« marais contribuent moins essentiellement à la production
« des fièvres intermittentes pernicieuses par la quantité

« d'eau qui stagne dans leur intérieur, que par le dépôt
« plus ou moins infect, mis en contact avec l'atmosphère
« après la retraite ou l'évaporation de ces eaux. »

L'épidémie qui ravagea Pithiviers eut pour cause les
miasmes marécageux qui enveloppèrent, durant quatre
mois, l'atmosphère de cette ville. La petite rivière de l'Es-
sonne étant sortie de son lit d'une manière extraordinaire,
les prairies qui la bordaient furent couvertes d'eau. Ces eaux
stagnantes formèrent un véritable marais dont les miasmes,
développés par des chaleurs brûlantes, donnèrent naissance
à une épidémie de fièvres pernicieuses.

Le nombre des fièvres augmentera, lorsqu'à la suite d'un
vent du sud il arrivera une pluie, tandis que le contraire
aura lieu par le vent du nord. En effet, on comprendra facilement que, pendant la durée d'un vent brûlant du sud, la
décomposition des matières organiques végétales et animales
sera bien plus grande, et qu'alors, s'il survient une pluie,
le produit de cette décomposition se trouvera délayé par
elle et transporté ensuite dans l'atmosphère par les vapeurs
aqueuses qui lui serviront de véhicule.

Les vents peuvent porter à des distances très-éloignées
l'influence des miasmes marécageux. LANCISI rapporte :
« Que trente personnes de la première distinction de Rome
« ayant été se promener vers l'embouchure du Tibre, le
« vent souffla tout-à-coup du midi sur des marais infects,
« et qu'aussitôt vingt-neuf d'entre elles furent atteintes de
« fièvres graves. »

SÉNAC parle également d'un village où une cause analogue donnait pareillement naissance à des fièvres rebelles
qui ne dominaient que lorsque certains marais étaient agités
par les vents.

Ceci explique comment il arrive que certaines contrées,
une petite localité, une simple ferme, se trouvent parfois
sous l'influence des émanations marécageuses, quoique
éloignées des foyers qui les produisent. Pour d'autres, des

accidens de terrain, des coteaux, des bois, pourront les arrêter.

Les lieux élevés ne sont point à l'abri de l'intoxication paludéenne; des faits nombreux prouvent la vérité de cette assertion, au reste assez accréditée parmi les habitans de la Dombes et de la Bresse.

M. le docteur BOTTEX, qui exerce la médecine à Lyon d'une manière si digne et si brillante, dit, dans un *Mémoire sur les causes de l'insalubrité en Dombes :* « A Saint-André-« de-Corcy (Dombes), village plus élevé que Saint-Marcel, « les fièvres étaient autrefois plus nombreuses que dans ce « dernier, quoique l'un et l'autre fussent également entou-« rés d'étangs, tandis que le contraire existe aujourd'hui « par le desséchement des étangs du premier.

« Des expériences, faites il y a plus d'un demi-siècle par « le docteur Barberet pour déterminer comparativement « la salubrité des bas-fonds et des coteaux de la Dombes, « viennent encore corroborer cette idée. On plaça, sur dix « à douze clochers situés au point le plus élevé des mame-« lons les plus hauts, des draps flottans, tous de toile « blanche de la même qualité, tandis qu'au fond des vallées « les plus basses et les plus humides, on en disposa d'au-« tres en nombre égal, étendus et soutenus par des perches « à la hauteur de trois à quatre toises; tous restèrent dans « la même position pendant un nombre de jours et de nuits, « et ce temps écoulé, ils furent examinés avec soin. On « reconnut alors que les draps placés dans les bas-fonds et « les prairies marécageuses étaient imprégnés d'humidité, « bien qu'il n'ait pas plu pendant leur exposition; que « ceux des hauteurs étaient au contraire couverts de taches « noires, jaunes, vertes, livides, qui attestaient le dépôt « d'émanations délétères. »

J'ai tenté moi-même cette expérience, mais les résultats que j'ai obtenus ont été nuls. Je n'entends point en cela contester la véracité de ceux du docteur Barberet; je n'ai, sans doute, pas opéré dans les conditions voulues de localité et à une époque peut-être bien convenable. Les taches jaunes, vertes, noires, trouvées sur les linges qu'il avait exposés sur les hauteurs, ne sont peut-être pas autre chose que cette matière terne, d'une odeur fétide et repoussante, que Rigaud de l'Isle dit avoir obtenue sur les parois du vase dont il se servit pour son travail dans l'analyse chimique de l'air infect des marais.

Les fièvres des pays marécageux tiennent donc, comme nous le voyons, à l'influence des émanations délétères par suite de l'évaporation des eaux stagnantes. Comment ne pas les leur attribuer? Ne les voit-on pas naître, en effet, augmenter ou diminuer, suivant la plus ou moins grande intensité que la nature du climat ou quelques autres conditions locales impriment au développement de l'agent miasmatique? L'étranger qui viendra, dans la saison des fièvres, habiter la Dombes ou la Bresse, ne manquera pas d'y être soumis, comme celui qui s'en éloignera les verra s'arrêter.

Dans toutes les contrées marécageuses, dit le docteur BOTTEX, il existe des fièvres intermittentes, et on les voit disparaître avec les eaux stagnantes qui les produisaient, ainsi que le prouvent une multitude de faits.

« Les fièvres intermittentes, dit Macquart, écrasaient les
« habitans de la partie basse de la Lorraine, les épidémies
« s'y multipliaient, et la province se dépeuplait de plus en
« plus. On dessèche le terrain, la fièvre disparaît, on ne
« parle plus d'épidémies.

« Une maladie pestilentielle ravageait tous les ans la ville
« de Bordeaux, au point que le parlement était obligé de
« se transporter à Livourne; le cardinal Desourdis fait
« dessécher à ses dépens le vaste cloaque dont les émana-
« tions virulentes occasionnaient ces calamités, et la ville
« est délivrée de ce fléau terrible.

« Il y avait, près de Stuttgard, une grande étendue d'eau
« qui occasionnait tous les ans nombre de fièvres très-dan-

« gcreuses ; on convertit ce terrain en une prairie agréable,
« et les fièvres n'y sont plus endémiques.

« ZIMMERMANN rapporte que LANCISI, touché des maux
« que les marais produisaient dans toute l'Italie, fit nettoyer
« le Tibre et dessécher les flaques ; les maladies épidémi-
» ques cessèrent tout-à-coup de régner à Pesaro, à Bagnera,
« à Orviéto. C'est par de semblables services que ce grand
« médecin mérita le nom de Sauveur qui lui fut donné à
« juste titre. »

Dans son rapport sur la Dombes, fait au nom de la com-
mission d'enquête sur les étangs, M. Puvis dit :

« On nous a fait remarquer que Marlieux est moins mal-
« sain depuis que l'étang qui le touche a une année d'*assec*
« sur trois, au lieu d'être toujours en eau ; et que c'est dans
« les années d'assec que les fièvres sont plus rares.

« La commune de Saint-André-de-Corcy, au dire de ses
« habitans, voit augmenter ou diminuer son insalubrité,
« suivant que les étangs voisins sont en eau ou en assec.

« A Villars, les habitans ont beaucoup moins de fièvres
« depuis qu'un riche propriétaire des environs, M. Greppo,
« a desséché, depuis douze ans, le grand Etang-Neuf.

« M. Bodin, un des riches propriétaire de la Dombes,
« réside toute l'année, avec sa famille et de nombreux
« domestiques, dans son château de Montribloux. Cette
« résidence, autrefois, était inhabitable ; mais depuis le
« desséchement de quatorze étangs qui l'entouraient, il s'y
« déclare maintenant très-rarement des fièvres.

« La commune de Sainte-Croix a desséché ses étangs, en
« même temps qu'elle a assaini son marais ; et, depuis cette
« époque, les naissances excèdent de deux ou trois pour
« cent les décès, quand, auparavant, c'était la proportion
« inverse. »

« Nous ne pouvons, dit Fodéré (*Emanations miasmatiques.*
« — *Epidémies*, p. 270, vol. II), méconnaître la nature
« septique et délétère des émanations miasmatiques ; tous

« les phénomènes l'annoncent d'autant plus que le climat
« est plus chaud et plus humide. Lind , parlant d'une fièvre
« rémittente de Batavia , ajoute qu'à cette époque la plus
« petite entaille à la peau, la plus légère égratignure se
« changeait promptement en un ulcère putride rongeant,
« qui consumait les chairs en vingt-quatre heures. » Je
n'ai pas de peine à le croire, ayant vu sur le bord de nos
étangs de la Dombesles plus petites plaies devenir aussitôt
gangreneuses.

« Dans la Dombes et la Bresse , les décès , dit encore le
« docteur Bottex , dans beaucoup de communes , dans
« presque toutes celles du centre , dépassent les naissances ,
« et parmi les maladies dont nous venons de parler , la
« fièvre intermittente est celle à laquelle on doit en grande
« partie ce fâcheux résultat. C'est donc aux étangs, aux
« marais, aux prairies marécageuses, aux jachères, à
« l'humidité du climat, à la nature du sol, à la mauvaise
« qualité des eaux dont les habitans font usage, à leur
« mauvais régime et à l'absence de toute précaution hygié-
« nique qu'il faut l'attribuer. En Dombes, aujourd'hui
« encore, malgré les améliorations introduites dans l'agri-
« culture depuis une vingtaine d'années, malgré l'amélio-
« ration hygiénique de ses habitans, l'insalubrité se fait
« bien toujours sentir par des résultats fâcheux, mais d'une
« manière cependant moins prononcée qu'il y a un demi-
« siècle. Ainsi, dans dix communes du centre de la Dombes,
« la population, pendant vingt-deux ans, a diminué d'un
« huitième , tandis que dans celles de la circonférence elle
« a augmenté d'un quart. Les décès l'emportent toujours
« dans les communes du centre. »

« Il résulte, dit M. Bodin , d'un relevé des registres de
« l'état civil pris au greffe du tribunal civil de Trévoux,
« que sur cent dix communes, de 1820 à 1834, c'est-à-dire
« pendant une période de quinze années, dans trente-sept
« communes du pays d'étangs formant une agglomération

13

« de dix-huit mille deux cent cinquante-neuf individus, la
« vie moyenne a été de vingt-cinq ans et demi, et la
« décroissance de la population de onze et demi pour cent,
« et un décès annuel pour vingt-un individus.

« Tandis que dans les communes inondées de la circon-
« férence, sur soixante-treize ayant une population de
« cinquante-six mille six cent quatre-vingt-dix-neuf
« habitans, la vie moyenne a été de trente ans et demi,
« l'accroissement de sept pour cent, et il y a eu un décès
« annuel sur trente-sept individus.

« Ces chiffres parlent assez haut, dit avec raison M. A.
« Bodin ; telle est la composition remarquable de l'arron-
« dissement de Trévoux, bizarre assemblage de la richesse
« et de la misère, du progrès et de la décadence, de la vie
« et de la mort !... »

C'est dans le milieu du jour qu'a lieu le dégagement des
émanations marécageuses, et c'est le soir, au moment où le
soleil passe sous l'horizon, lorsque la température s'abaisse,
que l'intoxication s'opère avec le plus d'énergie ; il en sera
de même pendant la nuit.

Il est donc aujourd'hui constant qu'il existe dans tous
les pays marécageux un principe délétère, suite de la
décomposition des substances végétales et animales par
l'action combinée de la chaleur et de l'humidité, et que ce
gaz, ce miasme, par l'effet de l'évaporation, se répand
dans l'atmosphère, que sa véritable nature, sa composition
chimique nous soit inconnue, son mode d'action sur nos
organes, ses effets physiologiques (si je puis m'exprimer
ainsi) ne déterminent-ils pas partout le même appareil de
symptômes, les mêmes phénomènes morbides, dont l'intensité seule peut varier, suivant que cet agent, ce principe
toxique se trouvera plus ou moins favorisé par les conditions de sol et de constitution atmosphérique ? Qui dira
non ? Pour les climats tempérés, nous avons les fièvres
intermittentes simples ou pernicieuses ; pour ceux où la

température sera brûlante, le choléra, la peste ou la fièvre jaune, voilà quel sera toujours le résultat de l'évaporation des émanations marécageuses, de ce miasme inconnu dans sa nature première, c'est vrai, mais toujours et partout le le même dans ses résultats. Son existence une fois admise, cherchons alors quelle est sa manière d'agir sur nos organes.

ARTICLE IIe.

Mode d'intoxication ou effets physiologiques de la matière paludéenne sur notre organisation.

L'action des miasmes produit une débilitation sur le système ganglionnaire qui, présidant au mouvement de composition et de décomposition de nos organes, opère dans le sang des changemens dans sa qualité (1) comme dans sa quantité, ce qui constitue des modifications de structure dans nos tissus, des altérations pathologiques dans les viscères. Ainsi s'expliquent tous les phénomènes pyrétologiques qui dépendent de l'affaiblissement lent et gradué, ou subit et promptement mortel de l'influx nerveux ganglionnaire. Au début d'une fièvre, n'y a-t-il pas paresse

---

(1) Ces altérations du sang se trouvent constatées par les travaux récens de MM. Andral et Gavarret. Dans les fièvres simples, la nature première de ce fluide, ses élémens constitutifs se trouvent modifiés de manière à établir pour le médecin chimiste des caractères propres à les différencier des autres états morbides : il en doit être ainsi dans les fièvres pernicieuses ; l'infection étant plus vive, l'altération doit être plus profonde encore. Une étude sérieuse, une bonne analyse du sang chez les sujets atteints de fièvres pernicieuses, ne pourraient aussi que contribuer puissamment à établir et la nature première de l'infection et son mode d'action sur notre organisation.

physique et morale, langueur dans les mouvemens musculaires comme dans les facultés intellectuelles, diminution
dans la force vitale des organes, perte d'appétit, ralentis-
sement de la circulation? Le sang s'appauvrit, la peau perd
sa couleur; il y a donc anémie, profonde altération dans la
nutrition. Nous pouvons donc considérer la faiblesse et
l'innervation comme l'élément principal de la maladie.

C'est à la débilitation très-forte, très-grave du système
nerveux trisplanchnique que sont dus les phénomènes
morbides que l'on rencontre dans les fièvres pernicieuses.
Plus la perturbation du système ganglionnaire aura mis de
temps à s'accomplir, plus naturellement il y aura de chances
pour rencontrer de grandes altérations dans la texture des
organes, plus aussi seront palpables les modifications survenues dans la nutrition du système cérébro-spinal. Ce qui
prouve aussi la lésion de ce système, ce sont ces paralysies
que l'on observe dans certains genres de fièvres graves,
dans la délirante ou céphalite, la soporeuse, la convulsive.

Mais si tout s'est opéré dans un espace de temps assez
court pour que la nutrition générale n'en ait pas reçu de
profondes atteintes, le cadavre n'offrira plus de lésions
prononcées, parce que la puissance de l'agent miasmatique
a été assez grande pour suspendre immédiatement toute
influence du système nerveux ganglionnaire; la vie organique cesse, à l'instant toutes les fonctions de l'organisation
sont détruites, il n'y a plus que la vie de relation qui va
s'éteindre aussi rapidement.

L'agent miasmatique peut être absorbé : 1° par les voies
de la respiration (c'est sans contredit la principale); 2° par
la peau ou absorption cutanée; 3° enfin par la muqueuse
gastro-intestinale; car les eaux marécageuses qui servent
souvent de boisson habituelle aux habitans de la Dombes,
peuvent et doivent contenir en dissolution la matière paludéenne.

Hippocrate avait remarqué que l'usage en boisson des

eaux marécageuses développait la rate ; c'est sans contredit
à la mauvaise qualité de celles de la Dombes et de la Bresse
que leurs habitans doivent attribuer, en partie, les engorgemens de la rate, du tissu cellulaire dont ils sont atteints,
et leur prédisposition aux fièvres de marais.

L'action du miasme sûr l'organisation dépendra : 1° de la
constitution de l'individu ; 2° de l'absorption plus ou moins
grande du principe fiévreux.

Les femmes, quelques jours avant, pendant et quelques
jours après leurs règles, les enfans à l'époque du travail de
la dentition, sont très-aptes à contracter la fièvre grave de
marais, qui devient surtout pernicieuse pour les femmes
qui sont en couches.

Si l'action du principe toxique est une débilitation, une
innervation, on comprendra donc que plus il agira avec
intensité sur l'appareil ganglionnaire, plus l'ensemble
général du système nerveux en éprouvera de profondes
altérations; alors si la concentration du poison a lieu périodiquement, l'irritation des grands centres nerveux sera
continuelle, l'influx nerveux, au lieu de se distribuer
comme d'habitude dans toute l'économie, de porter à chaque
organe sa dose de principe vital, suivant les lois voulues
pour présider aux diverses fonctions, se trouvera lui-même
le premier troublé dans sa marche, dans sa manière d'agir,
dans son existence. Alors encore, par une concentration
brusque sur un point de notre organisation, en établissant
sur lui une fluxion, l'innervation deviendra plus forte,
l'influx nerveux, c'est-à-dire le principe vital s'épuisera,
toutes les fonctions s'éteindront, et l'équilibre des lois
vitales sera rompu.

Dans cet état, si une cause encore débilitante vient
ajouter sa puissance à celle de l'agent miasmatique, la vie
bientôt s'échappera.

Le miasme, avons-nous dit, passe dans le torrent de la
circulation par les voies d'absorption respiratoire, cutanée ;

et avec les alimens. Son impression variera suivant la sensibilité du sujet, suivant la plus ou moins grande quantité de matière paludéenne importée dans le sang ; si elle n'a été que très-faible, peu énergique, il faudra du temps avant que son action sédative arrive à ce point où il faut que le système nerveux meure ou réagisse. Dans ce premier cas, ce système nerveux, qui n'aura été qu'un instant et faiblement déprimé, se relèvera avec puissance, et tous les phénomènes de la réaction apparaîtront ; il y aura une plus grande activité dans la circulation et la calorification ; la peau s'humectera, les urines couleront en plus grande quantité. Alors les symptômes nerveux ou sympathiques, les phénomènes pyrétologiques auront un temps d'arrêt très-prononcé, durant lequel les organes reprendront leurs fonctions physiologiques comme à l'état normal ; ce sera une véritable intermittence, jusqu'à ce qu'une nouvelle intoxication produise les mêmes effets. Mais si l'individu déjà miasmatisé continue à séjourner dans le lieu où il aura contracté l'infection, celle-ci deviendra plus vive, surtout si, dans sa qualité comme dans sa quantité, le miasme est devenu plus délétère ; alors l'innervation arrivera déjà avec plus de rapidité, et le mouvement de réaction sera moins prononcé, l'apyrexie moins longue, c'est-à-dire le temps nécessaire à l'arrivée dans le sang d'une quantité de poison suffisante, et que le frisson, qui est la mesure des efforts du principe toxique sur le système nerveux, sera moins prononcé.

Ainsi, à mesure que la longueur du stade de froid et celle de l'intermittence diminuent, on voit le stade de chaud se prolonger. Nous avons la fièvre avec ses différens types : quotidien, tierce, quarte, et puis de ceux-ci, elle passe à la continuité ; elle devient rémittente, continue, sub-intrante, suivant l'action plus ou moins délétère du miasme et la disposition plus ou moins grande de l'individu.

Maintenant admettons qu'une cause vienne encore ac-

croître la puissance du poison, l'état d'innervation du
sujet, nous aurons alors l'explication de la fièvre à l'état
pernicieux, parce que la matière miasmatique, ou l'agent
toxique aura acquis des qualités délétères on ne peut plus
fortes, qu'il sera arrivé à son summum d'intensité et que
l'individu en aura été saturé. Alors les dernières oscillations
de la circulation ne seront pas terminées, qu'on verra
apparaître le frisson initial qui annonce une nouvelle atteinte, et l'imminente urgence d'un nouvel effort critique.
Cette lutte, qui se répète en se pressant, achève de débiliter,
d'anéantir le système qui doit la fournir, et de diminuer le
temps nécessaire à l'accomplissement des intoxications qui
vont rapidement se succéder. Alors la réaction ne sera pas
arrivée à sa fin que l'autre frisson se manifestera, quoique
bien faible; les crises, les réactions, seule espérance qui
reste au médecin, seule chance de salut pour le malade,
cesseront de paraître, et si l'on ne vient au secours de la
nature et donner, pour un temps plus ou moins long, au
système nerveux le ressort indispensable, la force de lutter,
le poison s'accumulera de plus en plus dans le sang, à si
haute dose, que la vie s'éteindra bientôt.

L'absorption de l'agent miasmatique peut être plus ou
moins longue, suivant l'état plus ou moins maladif de
l'individu, et suivant l'action plus ou moins forte avec
laquelle il agira sur lui. On comprendra facilement que sur
un individu bien portant les conditions d'intoxication ne
seront plus les mêmes que sur celui dont l'état maladif,
non seulement les favorisera, mais encore en deviendra la
cause déterminante.

C'est ainsi que s'explique le développement de fièvres
dans des localités qui en sont ordinairement exemptes, mais
dont le germe s'est pris dans une autre où elles régnaient.

Le docteur Boudin rapporte un fait qui semblerait prouver
que l'absorption du miasme faite, il pourrait exister une
période d'incubation quelquefois assez longue :

« Pendant l'expédition de Walcheren, plusieurs militaires
« anglais qui n'avaient pas eu la fièvre en Hollande, en
« furent affectés sept ou huit mois après leur retour en
« Angleterre; elle fit tant de progrès que, sur un bataillon
« de sept cents hommes, vingt seulement lui résistèrent et
« qu'une cinquantaine succomba. »

Une altération physique, une lésion organique, une
mauvaise alimentation, l'ivresse, une indigestion, en produisant un trouble, une action fâcheuse sur les forces vitales
dans certaines fonctions, deviendront causes déterminantes,
comme une émotion profonde, un excès vénérien, une
saignée inopportune, favoriseront le développement de la
maladie.

Cependant, pour que l'influence de la matière paludéenne
puisse se faire sentir, elle n'exigera pas toujours une altération physique, une constitution détériorée, car on voit
au contraire souvent les hommes les plus vigoureux y être
également soumis, et la ressentir avec une promptitude des
plus grandes et fréquemment funeste.

Jusqu'à présent, il n'est pas possible de pouvoir se rendre
compte d'une manière satisfaisante du phénomène de la
périodicité; elle tient à une altération sanguine, suite de
l'empoisonnement par le miasme.

De toutes les explications qu'en ont données les auteurs,
la plus juste, la plus rationnelle, est celle du docteur
Boudin :

« Le sang, dit ce célèbre praticien, appelé à la régula-
« risation des actes de l'innervation, à l'entretien, à la
« vitalité du système nerveux, éprouvant quelques chan-
« gemens, quelques modifications dans sa nature, doit en
« produire une nécessairement corrélative de l'innervation.
« Toutes les propriétés vitales sont sous la dépendance,
« n'existent que par l'action vivifiante du sang, c'est lui
« qui donne la vie, qui est l'âme de notre organisation; ses
« altérations par leur action première sur le système ner-

« veux lui impriment des changemens dont la forme variée
« reste quelquefois inaperçue (maladies aiguës), tandis
« qu'elle se montre dans quelques cas vive ; l'action alors
« est directe, la congestion ne s'opère que sur le système
« nerveux (névroses). Si donc il y a altération du sang
« dans sa quantité comme dans sa qualité, nous aurons
« des modifications dans l'innervation. L'altération de
« qualité viendra de l'absorption d'élémens venus du de-
« hors, ou d'un changement survenu dans l'élimination
« normale des matériaux qui composent le produit des
« diverses sécrétions ; chaque agent aura son action spéciale
« sur l'économie. L'absorption de la noix vomique, des
« préparations de plomb, de l'ergot de seigle, du mer-
« cure, etc., produira, suivant qu'elle aura été plus ou
« moins forte, des phénomènes vitaux particuliers, carac-
« térisés par des secousses nerveuses, des contractions
« utérines, des coliques qui n'apparaitront qu'à des inter-
« valles plus ou moins éloignés. En admettant donc à ces
« produits la faculté, en modifiant la nature première du
« sang, de produire des phénomènes intermittens, pour-
« quoi la refuserait-on à l'agent miasmatique des marais ? »

Dans les pays chauds, le système nerveux se trouve dans
une véritable exaltation ; Bally en distingue deux à ce sujet :
l'une qui ne dépasse point les limites de la santé, l'autre
qui cesse graduellement d'appartenir à cet état, pour arriver
de la même manière à la maladie. Mais cette remarque me
semble de peu de valeur, car du moment qu'il y a exaltation
du système nerveux, il y a maladie, tandis qu'au contraire,
si elle ne dépasse pas les limites de la santé, tout est dans
l'état naturel, à l'état normal.

L'action excitante des climats chauds est incontestable,
il y a surcroit de vitalité dans tous les organes, prédominance de toutes les fonctions nerveuses ; aussi voit-on dans
certaines parties de l'Amérique et de l'Afrique, en Italie,
en Grèce, et même dans le midi de la France, les maladies

pyrétiques être, à coup sûr, beaucoup plus graves que dans certaines contrées du nord, comme la Hollande et la Pologne; les types rémittent et continu domineront dans les premières, tandis que l'intermittent presque seul se remarquera dans les secondes. Un tel résultat ne peut tenir qu'à ce que, dans les climats chauds, l'agent miasmatique se trouve dans des conditions plus favorables à son développement, que son absorption est plus forte, son action plus vive sur des sujets plus disposés à la recevoir par la surexcitation chez eux de tout le système nerveux. Ce sera donc d'après cette force d'absorption que paraîtront les types intermittent, rémittent et continu.

Comme nous l'avons vu dans les exemples que j'ai rapportés, la fièvre pernicieuse peut affecter tous les types. Avec l'intermittent, elle peut être quotidienne, tierce ou quarte; avec le rémittent, il peut y avoir une apyrexie, ou celle-ci s'éloigner à mesure que les paroxysmes se rapprocheront, et le type continu prévaudra; la fièvre alors deviendra sub-intrante : c'est là aujourd'hui le type de toutes celles de la Dombes et de la Bresse, parce que depuis quelques années la température y étant plus élevée, l'exaltation des forces nerveuses est plus considérable, et que dans une fièvre, il arrive que plus celle-ci sera forte, moins l'intermittence sera prononcée.

ARLICLE IIIᵉ.

Du siége de la fièvre pernicieuse, de son diagnostic considéré d'après la marche de la maladie ou le caractère des paroxysmes. — Signes divers indiquant la tendance des fièvres à passer à leur summum d'intensité. — Du pronostic de ces fièvres, basé sur l'état de l'individu, son idiosyncrasie, sur l'ensemble de ses forces vitales, sur l'altération plus ou moins profonde des principales fonctions de l'organisation et sur l'intensité plus ou moins grande des paroxysmes.

Le siége des maladies résultant de l'infection par l'agent des miasmes marécageux, est le système nerveux ganglionnaire. La nature de la lésion est asthénique, puisque, suivant l'intensité de l'intoxication, on voit les fonctions de la nutrition générale s'affaiblir de plus en plus, toutes celles de l'organisation se dépraver, s'altérer.

Au commencement de l'été, quand le soleil a fait évaporer l'eau des marais et mis la vase à nu, c'est alors que les naturels du pays, et les étrangers surtout, ressentent en Dombes l'influence malfaisante de la constitution atmosphérique. Comme nous l'avons déjà dit, elle sera plus marquée à mesure que la chaleur augmentera, que les insectes se multiplieront, que l'atmosphère se chargera de plus d'émanations. C'est alors que l'homme est fatigué ; il éprouve de la céphalalgie, une disposition au sommeil, de l'inappétence, ne peut se livrer à aucun genre de travail, la sensibilité et l'irritabilité de son caractère sont augmentées ; le soir le malade éprouve des douleurs dans la région des lombes, de l'agitation surtout la nuit, la calorification s'exerce irrégulièrement, car le malade tantôt est brûlant, tantôt, au contraire, il éprouve de légers frissons. Ces frissons, le froid, les tremblemens, attestent, sans contredit, la lésion de la moëlle épinière, du système nerveux cérébro-spinal. Le froid, dans l'intermittente pernicieuse, provient de l'état spasmodique du cœur qui, n'ayant plus le degré d'activité voulu pour lancer avec la force accoutumée le sang dans les artères, devient par là la cause de sa concentration à l'intérieur sur quelques viscères, sur celui qui sera prédisposé à la congestion séreuse ou sanguine; de là la fièvre avec ou sans complication, car, répétons-le encore une fois, c'est une névrose cérébro-spinale reparaissant sous forme d'accès, tantôt simple ou compliquée, primitive ou symptomatique. Mais ce n'est pas cette concentration du sang sur les viscères de la poitrine, de l'abdomen ou du cerveau qui détermine leur stimulation, c'est le retour de la congestion nerveuse périodique dont l'équilibre se trouve alors rompu. Son influence n'est plus la même; il y a exaltation, surexcitation de l'appareil ganglionnaire, concentration sur un point de son action vivifiante qui, dépassant les lois vitales, la mesure de stimulation nerveuse dont l'organe aura besoin, le tuera, le désorganisera en produisant dans sa structure des altérations profondes : de là le trouble de ses fonctions.

La fièvre pernicieuse amène donc la mort dans quelques cas, en épuisant seulement les forces nerveuses; dans d'autres, en produisant une véritable phlegmasie, par des épanchemens séreux ou sanguins dans la cavité crânienne, par la lésion des propriétés vitales des nerfs cérébro-rachidiens et ganglionnaires. Toute action nerveuse s'use, comme tout ce qui est un produit de l'organisation, et si une cause particulière vient à en exagérer l'emploi, l'économie n'ayant pas le temps de la réparer par la respiration et la nutrition, sa trop grande déperdition amène subitement la mort.

Parmi les causes qui peuvent donner naissance à la fièvre pernicieuse, nous venons de voir que le miasme, la matière paludéenne, l'agent toxique qui s'exhale par l'évaporation des eaux stagnantes doit être placé en première ligne. Celles que nous allons signaler ne sont que secondaires;

elles prédisposent à l'intoxication, favorisent le développement des phénomènes morbides, ou le mode d'action de
l'agent délétère sur notre organisation; ce sont toutes les
causes morales provenant d'une réaction sur le système
nerveux; une joie vive et instantanée, un profond chagrin,
la colère, imprimeront une surexcitation à ce système, un
état d'excitation, d'éréthisme qui, changeant son mode
habituel de vitalité, laissera ainsi le sujet dans des conditions plus favorables à l'absorption du miasme. Une suppression de transpiration, l'exposition à un soleil ardent, à
l'abaissement de température le soir après une journée
chaude, une indigestion, prédisposeront également à l'influence de l'agent délétère. Nous ne pouvons donc partager
l'opinion de M. Littré, qui dit « que ce n'est ni pour avoir
« eu chaud, ni pour avoir eu froid, ni pour avoir suivi un
« mauvais régime qu'un malade contracte la fièvre, mais
« pour avoir été exposé au contact des miasmes. »

Cette pensée ne nous paraît pas parfaitement juste, car,
selon nous, si toutes les fonctions de l'organisation restent
parfaites chez un individu, l'influence marécageuse sera
nulle ou presque sans effet sur lui. Mais si la moindre cause
vient troubler, modifier l'une d'entre elles, l'action alors
de l'agent miasmatique se fera promptement sentir; par
exemple, que l'état normal de la muqueuse de l'estomac
soit modifié, changé, que sous l'influence d'un aliment de
mauvaise nature, d'une indigestion, naisse une irritation,
on comprendra facilement que cet individu sera alors plus
apte à contracter une fièvre de marais, tandis que celle-ci
ne se serait peut-être pas développée si cette fonction fût
restée à son état normal, si l'organe gastrique eût été
toujours parfaitement sain. Ici donc ne doit-on pas envisager
l'écart de régime comme devant être la cause première de
la fièvre? Que notre organisation soit donc soumise à
quelque changement, à quelque altération physique par
l'action directe de l'une des causes que je viens d'énu-

mérer, celle de la matière toxique ne serait plus en première
ligne.

Diagnostic. — Les fièvres pernicieuses marchent, le plus
souvent, avec un caractère tellement insidieux, tellement
varié, que l'on a dit avec vérité qu'elles sont très-difficiles
à reconnaître, qu'elles échappent même à l'attention la plus
rigoureuse; il faut, en effet, au médecin une certaine habitude de ces maladies. Lorsque la fièvre est intermittente, le
médecin, avec de l'attention et quelque habitude, reconnaîtra bientôt les caractères qui lui feront craindre le passage
des phénomènes morbides à l'état pernicieux. Lorsqu'elle
est simple, c'est-à-dire lorsque l'apyrexie sera parfaite, et
que pendant sa durée on ne trouvera aucune lésion organique, on aura néanmoins une terminaison fâcheuse à
redouter, si l'on s'aperçoit d'une recrudescence dans la
marche des symptômes, d'une diminution dans la durée
de l'intermittence, d'un dérangement dans la marche première, s'il survient tout-à-coup une grande prostration,
de l'anxiété, du délire, si le pouls, jusqu'alors fort et plein,
devient petit, nerveux, irrégulier.

Samuel Aurivill, le premier, et après lui tous les auteurs
qui se sont occupés des fièvres pernicieuses, ont bien reconnu qu'un changement brusque dans l'intensité des
symptômes indique que la fièvre tend à la perniciosité. Ces
caractères, comme je l'ai dit, sont donc encore appréciables
dans les fièvres simples, franchement intermittentes et
même rémittentes. Lorsque au contraire la fièvre est alliée
à une phlegmasie viscérale, le diagnostic devient plus difficile, parce que le mouvement fébrile continu masque l'intermittence nerveuse dont l'influx semble s'épuiser à mesure
que l'accès augmente en intensité. C'est alors que nous
disons que la fièvre est rémittente; c'est un mouvement
fébrile continu, avec une intermittence nerveuse; c'est une
fièvre entre la continue et l'intermittente, mais bien une
fièvre de marais à quinquina, tantôt simple ou compliquée.

Simple ou légitime, c'est-à-dire lorsqu'elle est exempte
d'altérations organiques, ou que les troubles fonctionnels
que l'on rencontre ne sont que sympathiques de la lésion
des centres nerveux; compliquée, lorsqu'avec la fièvre
nerveuse, il y a lésion d'un ou de plusieurs organes.

Dans la rémittente, les paroxysmes s'annoncent quelquefois par un léger frisson; assez fréquemment ce symptôme
manque; la chaleur sèche, ardente, constitue le stade le
plus long, car la sueur qui annonce celui de la rémission
est aussi très-court dans cette fièvre; quelquefois même,
comme celui du froid, il ne se développe pas.

Lorsque la sueur paraît, qu'elle augmente à chaque rémission, c'est alors d'un heureux augure; la fièvre, au lieu
de passer au type continu, au lieu de tendre à devenir sub-
intrante, va se dessiner au contraire d'une manière plus
franche; l'amendement dans les symptômes a un temps
d'arrêt plus long, la fièvre semble retourner à l'intermittence, ce que l'on obtient bien quelquefois, mais rarement?

Le retour périodique des paroxysmes, presque toujours
à la même heure, le plus souvent dans la soirée, est encore
un caractère principal de la fièvre rémittente, et qui servira
à la faire toujours distinguer des autres affections continues.

La fièvre rémittente apparaît presque toujours avec le type
quotidien; elle passe plus facilement à l'état pernicieux que
l'intermittente.

Si les accès tendent à se rapprocher, qu'ils arrivent de
manière à ne pas laisser entre eux une apyrexie, une inter-
mission, que la fièvre devienne alors ce que nous appelons
rémittente, avec les types double, tierce, ou qu'elle soit
sub-intrante, sub-continue, le diagnostic deviendra plus
obscur encore; c'est le point de médecine pratique le plus
épineux : ici le médecin doit faire preuve de la plus grande
perspicacité, car toute la difficulté réside, non pas dans
l'application des moyens thérapeutiques, mais dans la
connaissance parfaite de la nature première de l'affection.

Toute son attention devra donc se porter sur la marche des symptômes; il s'attachera à voir s'il existe des paroxysmes à certaines heures, et si dans d'autres il surviendra quelque amendement.

Dans cette fièvre, les paroxysmes et la rémission disparaissent; le mouvement fébrile est continu, il masque complètement l'intermittence nerveuse; sa cause n'en est pas moins due aussi à l'infection paludéenne, à l'agent toxique des marais; elle tient au degré d'intensité du miasme qui doit être alors des plus énergiques et à la quantité que l'organisation des malades en a reçue. Pour que cette fièvre puisse se déclarer tout-à-coup avec ce type, il faut que l'économie en soit saturée par le poison, qu'il ait passé en très-grande quantité dans le torrent de la circulation.

Si, après avoir combattu les lésions organiques, la maladie semble toujours faire des progrès, alors il devra songer à lutter contre le retour périodique de ces paroxysmes contre l'intermittence.

Lorsqu'à une brusque apparition d'intensité dans tous les symptômes, on verra encore apparaître une profonde altération dans le facies, une pâleur mortelle, une lividité cadavéreuse, que la cornée deviendra terne, le pouls intermittent ou filiforme, qu'il y aura refroidissement des extrémités, sueur froide, hoquet, l'accès alors touche à son summum d'intensité, et le malade, qui semblait un instant avant ne courir aucun danger, va succomber rapidement.

Les caractères auxquels on reconnaîtra qu'une fièvre tend à devenir pernicieuse, se trouvant déjà décrits pour chaque genre dans l'histoire que j'en ai donnée, je ne crois pas utile d'entrer, à ce sujet, dans une nouvelle description; bornons-nous donc à l'énumération de quelques signes à l'aide desquels nous pourrons établir notre pronostic.

Pronostic. — Lorsque dans une fièvre soit intermittente, soit rémittente, on verra apparaître une série de phénomènes morbides semblables à ceux que je viens de signaler, le pronostic sera des plus graves, car si le médecin ne se hâte de recourir aux moyens qui sont en son pouvoir pour entraver la marche de la maladie, il aura la douleur de perdre son malade pour n'avoir pas su, par un traitement méthodique, prévenir le retour de l'accès mortel.

La gravité du pronostic dépendra des symptômes suivans :

Pour la comateuse, avec lésion organique tenant à une phlogose de la substance cérébrale ou de ses enveloppes ;

1° Lorsqu'on verra le coma devenir de plus en plus profond, l'insensibilité plus grande, la respiration stertoreuse, le pouls qui était plein, dur, devenir filiforme ; lorsque le regard sera fixe avec dilatation des pupilles.

2° Dans celle qui ne tient qu'à la lésion du système nerveux, à sa surexcitation, l'apparition du coma n'a pas lieu au début de la maladie ; elle est plus brusque que dans le précédent, mais la sensibilité se conserve mieux. Les symptômes faisant prévoir le danger seront bien les mêmes que dans l'autre, mais ils seront aussi plus instantanés ; les facultés néanmoins s'éteindront plus lentement, parce que l'état de torpeur, d'inaction du cerveau, n'est pas dû à une stimulation constante, à une congestion d'aussi longue durée.

Dans la céphalite, 1° il y aura danger lorsqu'à la suite des cris, des mouvemens convulsifs, des contractions permanentes des membres, on verra le calme revenir et être suivi d'un profond coma avec soubresauts des tendons.

2° Lorsque les accès se rapprocheront, que la fièvre deviendra sub-continue, alors sa durée sera moins longue, mais beaucoup plus grave ; quand le pouls, après quelques évacuations sanguines locales ou générales, se maintiendra dur, plein, ou qu'à la suite de quelques hémorragies nasales abondantes, on verra tout-à-coup le visage s'altérer, là prostration arriver et être suivie d'une sueur froide visqueuse.

14

3° Lorsque lé délire augmente à chaque paroxysme, qu'il y a carpologie et que le malade veut fuir de son lit.

4° Le pronostic sera toujours des plus graves lorsque les symptômes nerveux prédomineront, que l'on observera une grande irrégularité dans leur marche, un grand trouble dans les fonctions organiques. Alors les plus grands désor‑ dres partent presque toujours du cerveau, ce qui amène un affaiblissement prononcé de la sensibilité, une innervation trop souvent funeste. Le strabisme, que l'on rencontre quelquefois sur la fin des fièvres pernicieuses, est un symptôme du plus mauvais augure ; joint aux précédens, il annonce l'extinction prochaine de toutes les propriétés vitales, parce qu'ici il y a atteinte profonde portée à la sensibilité.

Dans l'algide, la syncopale, la rhumatismale, les lésions émanent des systèmes moteur et sensitif ; la caloricité animale indique elle-même des altérations profondes, le froid glacial que l'on rencontre dans la première prouve évidemment cette dernière assertion ; c'est un symptôme contre lequel il faut toujours se prémunir. Dans les deux autres, les syncopes, la suspension générale et momentanée de l'action organique de tous les membres, de la contrac‑ tilité, sont des phénomènes morbides de la motilité, de la sensibilité et de la caloricité. Nous avons vu, dans la des‑ cription que j'ai donnée de chacune de ces fièvres, les différens caractères à l'aide desquels on pourra reconnaître sur quel système, sur quel appareil de la puissance motrice ou de la puissance sensitive siégent les altérations.

Dans la paralytique, la tétanique, l'hydrophobique, c'est surtout sur le système sensitif que porte l'action première du principe toxique, que les phénomènes morbides se déclarent ; tous annoncent que l'irritabilité a son siége dans la pulpe nerveuse cérébro-rachidienne, que la sensibilité est essentiellement atteinte. Les convulsions, les contractions nerveuses, les paralysies, indiquent bien la surexcitation

de la motilité, mais celle-ci n'est que sympathique, que
secondaire de la première.

Dans ces fièvres, lorsqu'après ces spasmes nerveux que
je viens de décrire, ces contractions, on voit survenir
tout-à-coup des phénomènes contraires, c'est-à-dire que la
contractilité cesse, que l'altération de la myotilité s'annonce
par une véritable atonie; le malade court les plus grands
dangers, car l'influs nerveux, le principe vital dans ses
luttes de réaction, vives et trop souvent répétées, s'est
épuisé et va, dans un dernier effort, succomber sous la
puissance de son principe désorganisateur. Sa distribution
à nos différens organes n'étant plus répartie suivant l'équilibre des lois vitales (puisque la concentration se fait toute
sur le même point), la mort arrive, parce que notre organisation ne peut plus suffire à réparer les pertes que ce
système vient d'éprouver.

Le pronostic des fièvres pernicieuses sera donc toujours
très-fâcheux, car si une fièvre continue ataxique met le
plus souvent les jours du malade en danger, à plus forte
raison dans une pernicieuse aurons-nous à redouter aussi
une terminaison funeste. Cette dernière, en effet, n'étant
elle-même qu'une fièvre grave continue, alliée à une intermittence nerveuse, ou si l'on aime mieux se compliquant
d'une fièvre intermittente, on concevra facilement que les
accidens à combattre seront bien plus redoutables encore,
puisqu'aux premiers d'autres plus funestes encore viendront
s'ajouter. Le danger sera donc en raison de la tendance de la
fièvre à passer à la continuité.

Autopsies. — Chaque fois que la chose a été en mon
pouvoir, j'ai fait les ouvertures des personnes mortes à la
suite de fièvres pernicieuses; constamment les lésions du
système nerveux ont échappé à l'investigation la plus attentive, je n'ai toujours pu rencontrer que les traces des
phlegmasies viscérales, les lésions du système vasculaire.
Que le partisan de la médecine physiologique n'aille point

cependant s'étayer de cet aveu pour en conclure que la
fièvre pernicieuse n'est point une névrose, mais constamment au contraire une affection idiopathique, une phlegmasie viscérale. Ce serait faire preuve de mauvais vouloir,
autant vaudrait-il dire que le système nerveux ne joue
aucun rôle dans cette affection. Admettrait-il une pareille
thèse? je ne le suppose pas. Pourquoi donc nier l'existence
d'un fait que l'on est forcé de reconnaître, quoique insai-
sissable dans ses résultats? Plus tard, à l'aide des instrumens
d'optique, finira-t-on par découvrir les altérations du
système nerveux? Une pareille découverte, en éclairant
l'anatomie pathologique, jettera un nouveau jour sur l'histoire des maladies nerveuses, dont le diagnostic est encore
aujourd'hui si obscur et le traitement si incertain.

CHAPITRE III.

TRAITEMENT.

1° *Considérations générales sur le traitement des fièvres pernicieuses. On peut le diviser en direct, secondaire et hygiénique. Quels sont les moyens curatifs auxquels on a recours dans le premier cas. Du quinquina et de ses différentes préparations; la quinine doit être préférée à toutes les autres. De sa falsification, manière de la reconnaître. De ses différens modes d'administration, 1° par l'estomac, 2° en lavemens, 3° par la méthode endermique. Mode d'action de la quinine sur notre organisation; l'existence d'une lésion locale contre-indique-t-elle son administration? Y a-t-il un temps d'élection pour la donner? Doit-on faire usage du fébrifuge après que la fièvre a été entravée? De la nécessité d'unir les opiacés aux préparations de quinquina lorsque l'état des premières voies ne permet pas l'emploi seul de ce dernier. Des lavemens fébrifuges.*

2° *Des évacuans, vomitifs et purgatifs; sont-ils nécessaires, et dans quels cas? Au début de la fièvre doit-on recourir aux premiers, ou après avoir préalablement fait usage du quinquina? Dans quelles circonstances l'administration des seconds sera-t-elle jugée convenable?*

3° *Des évacuations sanguines locales et générales; dans quels cas pourra-t-on y recourir, et quels sont ceux où le médecin devra s'en abstenir?*

4° Moyens secondaires. — *Des révulsifs. Méthode endermique; la quinine s'administre de cette manière en frictions, en bains, en lotions, etc.*

5° Hygiéniques. — *Amers, légers toniques, préparations de fer, voyages, vêtemens de laine, repos physique et moral.*

§ Ier. — *Traitement des fièvres intermittentes et rémittentes pernicieuses.*

Posons en principe d'abord que, s'il y a quelquefois du danger à arrêter trop tôt une fièvre intermittente, il faut toujours se hâter de le faire pour la pernicieuse; jamais dans celle-ci le médecin ne doit admettre une cause accessoire d'incertitude, car l'occasion d'agir peut lui échapper avec la plus cruelle rapidité.

Ce fut au milieu du XVIIe siècle que le quinquina fut importé de l'Amérique en Europe. Cette découverte si importante plaça cet agent au premier rang de la thérapeutique ; mais ce ne fut que long-temps après son introduction parmi nous que ses qualités fébrifuges furent reconnues certaines, que les médecins furent d'accord sur les moyens de les obtenir. Préalablement, quelques-uns vantaient le quinquina comme le spécifique de toutes les fièvres ; d'autres le décriaient avec passion. Mais si cette substance médicinale a pu fournir matière à tant de controverses, relativement à ses qualités, à son mode d'action, c'est que sans doute cela tenait au manque de connaissances où l'on était alors sur les propriétés de cette écorce, et par conséquent à l'emploi mal dirigé que l'on en faisait.

Inconnu à l'époque dont je parle, dans ses propriétés chimiques, le quinquina ne pouvait pas être apprécié à sa juste valeur ; ce n'est surtout que depuis un demi-siècle que de savans chimistes, comme les Fourcroy, les Vauquelin, les Pelletier, les Caventou, se sont occupés de l'analyse du quinquina, que la parfaite connaissance de sa composition intime a été le résultat de leurs expériences ; par elles, ils sont arrivés à une seconde découverte, aussi précieuse que la première, à l'extraction du principe le plus actif de l'écorce péruvienne, à la découverte du sulfate de quinine.

Le célèbre Torti (de Modène), sur la tombe duquel l'immortalité est assise, le premier a fait connaître les avantages thérapeutiques que l'on peut retirer de l'emploi sagement fait du quinquina. Son ouvrage (*Therapeutices specialis ad febres intermittentes*) renferme des faits dont la vérité se retrouve chaque jour. Plus tard, en Angleterre, LIND, SIMS, HOME et GRANT; en ALLEMAGNE, HUFFELAND, QUAIN, DEMERTENS, FRANK, HILDEBRANDT; en France, COUTANCEAUX, ALIBERT, BALLY, NEPPLE, ont aussi contribué à établir la doctrine du quinquina et fixé les cas dans lesquels il convient de l'employer.

Quoique les propriétés éminemment fébrifuges du quinquina soient aujourd'hui une vérité pour la majorité des médecins, tous ne sont cependant pas d'accord sur la manière dont il agit sur notre organisation. Son action est-elle, ainsi que le pense RASORI, déprimante? Nous la considérons, nous, avec BARTHEZ, comme tonique. Le docteur LELLI ayant donné vingt-quatre grammes de quinine à une de ses malades, lui occasionna un empoisonnement qu'il fallut combattre par d'abondantes saignées et d'autres contre-stimulans.

Ma manière de voir est conforme à celle du second médecin; pour moi, je crois que le quinquina est un tonique d'une action secondaire sur le type ou sur l'intermittence, mais d'un effet direct ou spécial sur le système nerveux, sur la lésion que l'agent miasmatique a produite sur lui; il détruit son influence pernicieuse.

Oui, le quinquina jouit incontestablement de quelques propriétés particulières au système nerveux; il a celle de modifier certaines fonctions périodiques et intermittentes de ce système. Ainsi si nous admettons, par exemple, que la fièvre intermittente consiste dans l'augmentation d'influence que le système nerveux exerce habituellement sur l'économie, qu'une cause quelconque vienne à exalter, activer, stimuler cette influence, alors elle deviendra plus sensible; il y aura augmentation dans les fonctions, dans les propriétés des grands centres nerveux, par une sécrétion plus abondante (si je puis m'exprimer ainsi) du principe vital; la source s'en épuisera; de là l'extinction de la chaleur animale, des forces vitales. Le système nerveux ne se borne plus à établir, à créer la dose d'influs nerveux, du fluide vital nécessaire à l'organisation, la quantité en est beaucoup plus grande; de là les congestions nerveuses, les épanchemens séreux sur tel ou tel organe, et par suite l'épuisement des sources de la vie.

Si le quinquina agissait seulement sur le type ou sur l'intermittence, il devrait dans la fièvre intermittente simple, la quarte par exemple, coustamment triompher, et cependant quelle fièvre résiste avec plus d'opiniâtreté à l'action de l'écorce péruvienne. Dans une pernicieuse, au contraire, où la surexcitation du système nerveux est portée au plus haut degré, nous arrêtons promptement des accès de la plus grande gravité. Ceci confirme l'action directe, spéciale du quinquina sur le système nerveux. D'après ce raisonnement, le quinquina ne sera pas non plus pour moi un sédatif du système nerveux, mais un corroborateur; absorbé, il arrivera à tous nos organes par les filets nerveux qui leur portent la vie, et ce qui prouve son action par cette voie sur le système nerveux, c'est que dans une lésion locale comme une névralgie, qui n'est autre chose qu'une exaltation dans le courant nerveux d'une seule branche, la guérison y arrive de même, comme si tout le système nerveux eût participé à la maladie.

Avant Torti, on appliquait contre les fièvres pernicieuses une méthode curative presque toujours vicieuse; on se bornait à administrer au malade une once de poudre de quinquina dans l'intervalle de la première intermittence, et deux onces en lavement. On continuait ainsi jusqu'à la cessation de la fièvre.

Il est inutile, je pense, de faire remarquer l'insuffisance
de ce mode de traitement, son incertitude sur ses résultats
dans une maladie contre laquelle il est toujours urgent de
recourir à des moyens prompts et énergiques.

Le médecin de Modène dont je viens de parler donnait
tout de suite vingt-quatre grammes de quinquina dans les
fièvres de la nature de celles dont je m'occupe. C'est ainsi
qu'autrefois on gorgeait les pauvres malades de la poudre
de cette écorce, on leur en faisait avaler de trente-deux à
soixante-quatre grammes; alors l'estomac, dont les fonctions physiologiques se trouvaient la plupart du temps déjà
viciées, ne pouvait digérer cette substance, aucune absorption du principe amer ne s'ensuivait, le remède était
rejeté, le but du médecin manqué, l'espoir du malade
trompé. « Que de fois, dit le docteur Bally, à l'hôpital du
« Saint-Esprit à Rome, nous vîmes les draps de lit couverts
« de la poudre de quinquina que les malades rejetaient si
« fréquemment. »

Aujourd'hui, grâces aux recherches de MM. Pelletier et
Caventou, auxquels la science est redevable de la découverte
de la quinine, nous trouvons dans ce nouvel agent thérapeutique une arme presque toujours infaillible contre la
fièvre pernicieuse. Cette découverte sera placée à côté de
celles qui ont le plus illustré la médecine française : grâce
à elle, je le répète, notre méthode de traitement contre les
fièvres graves est beaucoup plus sûre qu'autrefois, et depuis
que nous possédons dans la pharmacologie, dans l'arsenal
thérapeutique, un sel, un agent d'une aussi grande puissance, il est, je le dis encore, devenu le spécifique de ces
fièvres; sa vertu surtout est héroïque contre celles qui
parviennent à leur summum d'intensité, c'est le triomphe
de la médecine.

La quinine se rencontre plus abondamment dans le
quinquina jaune royal; aussi emploie-t-on préférablement
cette variété dans les préparations pharmaceutiques, ses

qualités le rendant plus sûr comme fébrifuge. Le quinquina rouge est également riche en quinine et en cinchonine, mais à un degré moindre que le précédent ; celui du Pérou est peu estimé.

La quinine est un sel blanc, cristallisable, en houppes soyeuses, inodore, mais d'une amertume très-grande. Exposé à l'air, il n'en éprouve aucune altération ; insoluble dans l'eau froide, il faut cinq mille fois son poids d'eau bouillante pour le dissoudre.

Le sulfate de quinine, qui est la préparation la plus usitée, est, sous forme d'aiguilles étroites, nacrées, d'une grande ressemblance avec l'amiante, très-soluble dans l'alcool.

Dans le commerce, le sulfate de quinine est souvent falsifié, la mauvaise foi le dénature, elle enlève à ce médicament sa vertu héroïque, sa puissance de rappeler à la vie l'homme mourant. On le trouve mélangé avec la magnésie, le sulfate de chaux, etc. ; alors on pourra le reconnaître en traitant le mélange par l'alcool bouillant qui ne dissout que le sulfate de quinine.

Soit que ce sel soit administré par l'estomac ou par la voie du rectum, on éprouve une sensation de chaleur plus ou moins forte dans l'estomac et la région abdominale, accompagnée quelquefois d'une légère céphalalgie ; le pouls se relève, la calorification semble s'accroître, la sensibilité et la contractilité reçoivent une plus grande activité, les forces, en général, éprouvent un notable accroissement. À quoi donc attribuer cette impression tonique, si nous ne la trouvons pas dans la manière d'agir toute spéciale du sulfate de quinine sur le système nerveux ?

La poudre impalpable de quinquina, que l'on avalait autrefois délayée dans de l'eau ou du vin, n'est plus une méthode employée de nos jours ; on ne la donne plus en substance. Cependant cette écorce est encore soumise à différentes préparations ; on en fait des décoctions à la dose de seize à trente-deux grammes par pinte, d'un heureux résultat, parce que tous les principes actifs du quinquina ont été dissous. Ces décoctions servent en injections et surtout en lavemens, comme nous le verrons plus tard; mais revenons au sulfate de quinine, examinons quelle est sa manière d'agir sur notre organisation, quand et comment il faut l'administrer, et nous dirons ensuite un mot, lorsque l'occasion s'en présentera, des autres préparations pharmaceutiques du quinquina.

Le sulfate de quinine, en raison de son petit volume, de sa facile digestion, de sa prompte absorption, devra toujours obtenir la préférence sur la poudre de quinquina. Dans tous les cas, il est préférable, il est surtout indispensable pour les fièvres pernicieuses; tous les autres agens thérapeutiques, considérés et employés comme fébrifuges, ne serviront ici qu'à faire ressortir la supériorité du sulfate de quinine; jamais la salicine, la cinchonine, l'écorce du hêtre, les préparations arsénicales, etc., etc., ne pourront le détrôner, car de tous les agens thérapeutiques il est le roi.

La poudre de quinquina échoue souvent, elle fatigue l'estomac, et de deux choses l'une, ou elle est rejetée, ou son absorption est très-longue à se faire; le sulfate de quinine, au contraire, trompe rarement l'espoir qu'on attend de lui, à moins d'une falsification.

Le sulfate de quinine se donne en pilules, en potion, en lavemens, en sirop et en frictions (par la méthode endermique).

Il ne suffit pas de s'assurer de la bonne qualité de la quinine; le mode d'administration et la dose du médicament ont une grande influence sur ses résultats.

Deux décigrammes de sulfate de quinine équivalent à quatre grammes de quinquina, et un gramme et un décigramme du premier, à vingt ou vingt-quatre grammes du second, dose que Torti employait contre les fièvres pernicieuses.

Sydenham raconte que quelques malades, auxquels on avait donné le quinquina au moment de l'accès, étant morts, ce médicament était tombé dans un grand discrédit.

En le donnant en effet trop rapproché de l'accès, celui-ci s'en trouve souvent augmenté, et on n'est pas toujours assez heureux pour voir le suivant être moins fort ou manquer, comme quelquefois nous l'avons remarqué.

On doit craindre, en administrant la quinine un peu avant l'arrivée de l'accès, de produire une perturbation plus grande dans l'ensemble des phénomènes morbides, d'accroître le trouble général de l'organisation, d'ajouter à la surexcitation nerveuse et à celle de l'appareil circulatoire, par l'augmentation de vitalité qu'imprime à ces deux systèmes l'absorption du principe actif de la quinine.

1° Règle générale, il faudra donc toujours, autant que faire se pourra, donner le médicament en se rapprochant le plus de l'accès qui viendra de finir.

2° On doit proportionner la dose de l'anti-périodique au degré d'intensité de la fièvre; ainsi, il faudra la doubler, la tripler dans les pernicieuses, de ce qu'on l'administrera dans une intermittente simple.

Dans nos contrées, en Dombes et dans la Bresse, la fièvre pernicieuse s'annonce toujours avec des caractères aussi alarmans que prompts; je doute que dans les pays chauds elle apparaisse d'une manière plus grave, et cependant jamais je n'ai été dans la nécessité de dépasser deux grammes de sulfate de quinine en deux ou trois fois, souvent un gramme à un gramme et demi m'a suffi. Comment donc expliquerons-nous la quantité incroyable que les médecins de l'armée d'Afrique ont donnée à leurs malades; ils vont jusqu'à quatre grammes et plus. J'ai vu aussi le docteur Bally, à l'hôpital de la Pitié à Paris, prescrire la même dose. Mais ce qui paraîtra presque inadmissible, c'est que des militaires (en Afrique) ont été jusqu'à en prendre vingt grammes; à coup sûr je ne mets pas en doute la véracité du fait, puisqu'il a été rapporté par d'honorables confrères, mais je ne puis me défendre d'un sentiment de méfiance sur la fidélité du remède.

J'ai dit qu'il fallait savoir proportionner l'action du sulfate de quinine à l'imminence du danger, et devancer le paroxysme dont le retour fatal ne saurait être évité par aucune autre médication.

Dans les fièvres pernicieuses, si souvent sub-intrantes et où l'intervalle apyrétique laisse peu de temps pour agir, l'action du sel alcalin étant immédiate, il faut que la dose en soit élevée tout de suite et prise en une seule fois ou à une très-petite distance. Ainsi c'est dans ces cas graves que je donne deux grammes de sulfate de quinine, un gramme en potion et autant en lavement, afin d'enrayer tout de suite les symptômes qui pourraient devenir tout-à-coup alarmans.

Lorsque le cas est urgent, il faut toujours administrer le fébrifuge en premier lieu et à haute dose, sans avoir égard à l'âge, à la constitution du malade, je dirai même, avec le docteur Freschi (de Plaisance), ni même aux complications.

Nous rencontrons, en effet, des exemples où l'on doit suivre ce précepte, car dans une fièvre pernicieuse, souvent parvenue à son summum d'intensité, si le malade se rétablit, s'il semble passer de la mort à la vie, c'est à la hardiesse et à la promptitude avec laquelle le médecin aura agi, qu'on devra accorder un aussi beau résultat.

Dans un danger pressant, il n'y a donc pas d'instant d'élection, le médecin doit alors donner le sulfate de quinine, même durant les paroxysmes; c'est ainsi que le docteur Michel, médecin de l'hôpital militaire de Rome, sous l'Empire, donnait le quinquina à des malades dans un état désespéré, et qu'il fut assez heureux pour en sauver un grand nombre. Il arrive alors, dans ces cas-là, que le remède donné au moment même du danger, tout en n'arrêtant pas l'accès au milieu duquel on l'administre, agit néanmoins contre le suivant, pour peu que le malade conserve encore assez de forces de réaction.

« Tout le monde sait, dit le docteur Bonnet, de Bor-
« deaux, que les fièvres pernicieuses sont extrêmement
« dangereuses et prennent une marche rapide lorsqu'on ne
« se hâte d'en arrêter le cours ; les malades meurent ordi-
« nairement dans le deuxième ou troisième accès, et le
« médecin ne peut guère reconnaître ces fièvres. Que de
« malades passent pour être morts d'apoplexie, de choléra-
« morbus, de fièvre cérébrale, parce que le médecin appelé
« au premier ou deuxième accès, a voulu savoir, avant de
« donner le quinquina, quel était le type de l'intermittence
« ou préparer l'économie à l'action du fébrifuge par les
« saignées ou les vomitifs !.... »

Je ne puis que partager entièrement la manière de voir de l'honorable confrère que je viens de citer, car dans nos contrées marécageuses la marche des maladies pyrétologi-ques est tellement insidieuse que, sans une grande habitude, on pourrait facilement commettre de graves erreurs, le retour périodique de l'intermittence nerveuse qui se mêle à presque toutes nos affections, se trouvant masqué par la continuité du mouvement fébrile.

Ne pas marcher sur les traces de Torti, c'est donc s'éga-rer, c'est se préparer les regrets les plus cuisans ; donnons donc le quinquina à haute dose à l'issue de l'accès reconnu, chaque fois que nous le pourrons, et avant toute autre médication dans les cas graves.

Il ne suffit pas, pour que la quinine puisse avoir de bons effets, qu'elle soit ingérée, il faut encore qu'elle soit ab-sorbée, portée dans le torrent de la circulation ; ses effets immédiats dépendront donc des circonstances suivantes :

1° L'absorption du principe actif du quinquina tient à la nature de la préparation pharmaceutique ;

2° Au temps d'élection choisi pour son administration ;

3° A l'idiosyncrasie de l'individu, à l'état de ses organes;

4° Enfin, elle est soumise à l'influence des phlegmasies qui peuvent venir compliquer la fièvre.

§ II.

La poudre impalpable de l'écorce péruvienne, dont on gorgeait autrefois les malades, offrait, avons-nous dit, beaucoup d'inconvéniens; l'énorme quantité que l'on était obligé d'en donner, par son poids surchargeait l'épigastre dont la muqueuse, souvent réveillée par l'état, sinon de phlogose, au moins d'irritation nerveuse qu'elle en ressentait, ne pouvait en supporter long-temps le contact. Le remède alors était rejeté, ou si les malades parvenaient à le garder, le travail d'élimination, d'extraction (si je puis m'exprimer ainsi) et celui d'absorption se faisaient long-temps attendre; que de fois alors l'espoir du médecin et celui du malade a dû être trompé!...

La découverte de la quinine, fruit des savantes recherches de MM. Pelletier et Caventou, a donc rendu un service immense à la science, en donnant au médecin une arme plus sûre pour combattre la fièvre pernicieuse, et au malade une presque certitude d'être sauvé. Qu'elle soit administrée en pilules, en potion, en lavemens ou par la méthode endermique, toutes ses préparations pharmaceutiques offriront plus d'avantages pour une prompte absorption que toutes les méthodes anciennes.

Pour moi, comme on l'a vu dans la description des faits contenus dans cet ouvrage, j'administre presque toujours la quinine en potion et en lavement, et les formules qui m'ont paru réunir toutes les conditions voulues pour arriver à la plus prompte absorption, pour en espérer des effets immédiats, sont celles que l'on retrouvera au tableau des prescriptions, sous les numéros 1, 2, 3, 4, 6 et 7.

La nature et la petite quantité du véhicule qui entre dans

les potions auxquelles on ajoute une faible dose de sirop de limons pour favoriser la dissolution du sel, n'offrent plus les mêmes inconvéniens que nous venons de reprocher à la poudre de quinquina. L'organe principal de la digestion ne s'aperçoit pas de la présence de ce véhicule dont la petite quantité, comme je l'ai dit, ne peut amener la contraction de cet organe, comme le faisait toujours l'administration du fébrifuge par l'ancienne méthode. D'un autre côté, comme l'estomac n'a plus à fonctionner, plus de travail d'extraction et d'élimination à faire pour ressentir les effets du principe actif de la quinine, celle-ci est absorbée d'une manière immédiate et passe rapidement dans le torrent de la circulation. Les formules, numéros 2, 3, 4, conviendront lorsque la susceptibilité de l'estomac, son irritation nerveuse, feront craindre que, par des contractions spasmodiques, il y ait expulsion du fébrifuge. On les donnera avec avantage aux personnes délicates, aux femmes dont la constitution irritable ou l'état des voies digestives exigeront quelques ménagemens.

Dans le traitement de la fièvre pernicieuse qui exige des secours si énergiques et si prompts, il faudra donc avoir recours aux préparations pharmaceutiques qui offriront le plus de garantie sous le rapport de la tolérance du remède par les organes de la digestion et sous celui de sa prompte absorption. C'est pour cela encore, que le sulfate de quinine en pilules, étant d'une action plus lente qu'en potion, parce que la dissolution par les sucs gastriques de la masse pilulaire exigeant du temps avant que l'absorption du principe alcalin ne s'ensuive, on devra s'abstenir de les employer dans les cas graves. Que par cette préparation pharmaceutique on veuille masquer le goût désagréable de la quinine, l'éviter au malade, rien de mieux ; mais le médecin ne pourra le faire, je le répète, que lorsqu'il ne sera pas forcé par la gravité des symptômes d'agir avec promptitude.

Quelques médecins pyrétologistes conseillent de ne pas

administrer la **quinine** par le rectum, de n'employer les lavemens fébrifuges que lorsque le sel ne peut être ingéré sous les autres formes. D'où peut donc leur venir cette manière de voir? et pourquoi se priver d'une ressource, d'une garantie plus grande de conserver la vie au malade? Je donne presque toujours ce médicament en potion et en lavemens, et je n'ai recours qu'à l'une ou l'autre de ces deux formes, lorsque l'état de la muqueuse gastrique ou intestinale ne se trouvant plus dans les conditions physiologiques voulues, me fait un devoir de n'agir que sur l'une des deux. Peu de fiévreux, disent quelques médecins, gardent les lavemens de quinine, et les résultats que l'on obtient par cette méthode, selon eux, sont moitié moindres. J'admets que, sous ce dernier rapport, ils ont raison; mais en doublant la dose du sulfate de quinine que l'on donne en lavement (ce qui peut toujours se faire sans inconvénient, lorsque la muqueuse intestinale n'est pas malade), on arrive au même but que par l'ingestion du médicament par le haut. Vous pouvez tout aussi bien arrêter une fièvre par l'emploi seul des lavemens de quina, qu'à l'aide des potions; seulement, dans le premier cas, on doit doubler la dose. Dans une pernicieuse, lorsque vous le pourrez, recourez toujours aux deux méthodes; ne négligez aucun moyen de saturer, pour ainsi dire, votre malade de quinine, car son salut souvent ne dépend que de l'énergie et de la promptitude que vous mettrez dans votre manière d'agir.

Il est une précaution indispensable pour que les malades puissent conserver les lavemens fébrifuges, c'est, un instant avant leur administration, de débarrasser préalablement le gros intestin de toutes les matières qu'il pourrait contenir, en en administrant un de mauve ou de graine de lin (entier), rendu légèrement laxatif par l'addition d'une quantité d'huile d'amandes douces ou de manne. L'évacuation une fois obtenue, on donne aussitôt après le lavement n° 6 ou 7; ils ne contiennent environ qu'un quart de serin-

15

gue, afin d'éviter la contraction de l'intestin, et faciliter en cela au malade la possibilité de les conserver plus long-temps. De cette manière, il est rare, en effet, de manquer l'effet qu'on désire obtenir, car le lavement de quinine est toujours gardé assez long-temps pour que le principe actif de ce médicament puisse être parfaitement absorbé.

L'absorption de la quinine s'effectuera avec des conditions de succès plus sûres, lorsqu'on l'administrera dans le moment d'une intermittence franche ou d'une rémittence caractérisée par un amendement dans l'ensemble de tous les phénomènes morbides. Si vous êtes assez heureux pour obtenir, en effet, quelque diminution dans l'appareil des symptômes pyrétologiques, quelque amélioration dans leur ensemble, et que vous sachiez en profiter pour donner le spécifique dont les effets doivent prévenir et le retour de phénomènes semblables et la nouvelle violence avec laquelle ils devaient apparaître, vous avez alors cent à parier contre un, que vous conjurerez l'orage en rétablissant l'état phy-siologique de toutes les fonctions de l'organisation qui auront été soumises aux effets de l'intoxication.

Lorsque nous apercevrons dans les signes qui indique-ront l'arrivée d'une rémittence, lorsqu'après un paroxysme dont la violence nous aura inspiré quelque inquiétude, nous verrons le pouls perdre de sa fréquence, l'anxiété, la dyspnée diminuer, la chaleur sèche et brûlante faire place à un peu de moiteur, le calme des idées succéder au délire, que les sécrétions momentanément suspendues reparaîtront, que la soif sera moins ardente, lorsque, en un mot, il y aura amendement dans la suractivité des phénomènes vitaux, cessation du paroxysme, que l'accès sera à son issue, donnez le sulfate de quinine et donnez-le hardiment et à haute dose, car vous ne pouvez trouver un moment plus opportun pour que son administration soit suivie des plus heureux résultats. Dans ce moment de calme, de repos de tous les organes de l'économie, le travail d'absorption se

fait mieux, et avant le retour du nouvel accès, le principe
actif de la quinine a le temps d'être porté dans le torrent de
la circulation, et d'imprimer au système nerveux, à ses
fonctions, une marche plus régulière.

Mais si, par suite de l'intensité des phénomènes morbides, ce temps d'arrêt, de repos, dont je viens de parler,
a disparu ; si, par le rapprochement des paroxysmes, la
fièvre est devenue sub-intrante, on comprendra facilement
combien grande sera l'incertitude du médecin sur les résultats qu'il doit attendre de l'administration du sel anti-
toxique. Dans une situation pareille, ses effets seront nécessairement très-douteux, parce qu'alors une altération
organique profonde vient presque toujours compliquer la
fièvre, ce qui la rend d'autant plus dangereuse, que, par la
concentration continuelle de l'irritation nerveuse sur l'organe malade, la phlogose de celui-ci marchera de plus en
plus, et que le médecin se trouve alors en face de deux
maladies redoutables. En effet, s'il attaque en premier lieu
la complication, il perd souvent la seule ancre de salut qui
lui reste pour sauver la vie de son malade ; s'il veut, au
contraire, dédoubler la maladie, enrayer les symptômes
nerveux, détruire la fièvre intermittente, afin d'éviter d'abord
tout rehaussement périodique, eh bien !.... des inquiétudes
l'attendent encore, car le trouble général de l'organisation
ne permettra plus une bonne absorption du sulfate de quinine, ou, si elle a lieu, ce sera souvent pour amener une
nouvelle recrudescence dans les phénomènes pyrétologiques. Dans cette cruelle incertitude, je le répète, le devoir
du médecin est, néanmoins, de se prononcer sans hésitation
pour la dernière de ces deux hypothèses.

§ III.

L'idiosyncrasie des individus n'est pas étrangère non plus
à l'absorption de la quinine ; une personne d'un tempéra-

ment nervoso sanguin réunira des conditions beaucoup plus favorables à la manifestation immédiate des effets de cet agent thérapeutique, qu'une autre dont les fonctions digestives, comme toutes celles de l'organisation, se trouveront soumises à l'influence atonique du tempérament lymphatique. L'absorption de la muqueuse gastrique sera nécessairement plus active chez le premier que chez le second ; elle sera faible ou presque nulle chez tous les deux, s'il y a état sabural prononcé ou sécrétion trop abondante de bile. Alors les fonctions de la digestion s'opérant d'une manière vicieuse et imparfaite, ce trouble d'une fonction qui prépare les matériaux de l'assimilation neutralisera l'action du fébrifuge. L'indication, ici, sera donc, lorsque la marche de la fièvre le permettra, d'évacuer le malade, de chasser du tube intestinal tout cet amas de bile, de mucus, en un mot, de débarrasser l'estomac de tous les sucs dépravés qui le remplissent, parce que, de cette manière, on imprimera à la circulation abdominale plus d'activité, ce qui favorisera l'absorption du fébrifuge.

Faire vomir ou administrer au malade des purgatifs salins? lequel des deux?

Lorsqu'il y aura haleine fétide, bouche amère, langue chargée d'un enduit jaunâtre, épais, il faudra donner la préférence au vomitif. M. Vorms conseille de ne pas y recourir lorsqu'il y a un grand mouvement de la circulation ; il en fait rarement usage dans les affections à formes continues, sans avoir préalablement administré la quinine. Dans les cas très-graves, où la vie du malade court les plus grands dangers, cette conduite est très-sage, parce qu'alors le spécifique avant tout; mais en agir toujours ainsi, ne me semble pas rationnel, puisqu'on ne donne le vomitif que pour favoriser l'absorption du sel de quinine dont les effets seraient nuls sans cette précaution.

Lorsque je me trouve dans la nécessité de recourir au vomitif, j'administre préférablement l'ipécacuanha; je le

donne au début de la maladie, dans le moment de l'intermittence ou celui de la rémittence. L'ipécacuanha, en produisant une perturbation générale dans l'ensemble des
phénomènes morbides, modifie l'activité trop grande du
système nerveux, et peut en cela améliorer la position du
malade. Souvent encore, à la suite de son administration,
on remarque une diaphorèse qui peut favoriser une crise
dans beaucoup de cas, et terminer la fièvre en régularisant
les mouvemens d'ensemble qui la constituent. Si la langue
est blanchâtre, sans arrière-goût, que le malade ait eu
préalablement de l'inappétence, que la sécrétion urinaire
soit difficile, ainsi que les selles, on pourra se contenter
de donner un purgatif. Quelques médecins conseillent les
salins; mais si l'on a quelque chose à craindre du côté de
la muqueuse intestinale, je crois qu'il vaut mieux, ainsi
que je le fais, prescrire la manne en larmes, le calomel,
l'huile d'amandes douces. Ces laxatifs seuls peuvent être
employés, parce que leur mode d'action sur la muqueuse
ne produit aucune excitation, la stimulation qui s'ensuit
n'est que ce qu'elle doit être pour activer les propriétés
vitales des intestins et augmenter la sécrétion dont ils sont
le siége.

Dans la fièvre pernicieuse, le système nerveux, déjà
surexcité, produit des congestions, des fluxions qui, en
s'établissant sur un organe essentiel à la vie, peut le désor-
ganiser rapidement; il est donc urgent de lutter contre cette
altération profonde, de la combattre; les laxatifs alors
pourront, par une dérivation, diminuer la puissance de la
concentration; ils favoriseront l'absorption de la quinine,
son passage dans les organes.

Lorsqu'il y a inflammation évidente de la muqueuse intestinale, il est inutile de dire que l'on ne doit recourir ni
aux vomitifs ni aux purgatifs.

Si la fièvre prend un mauvais caractère, il ne faut pas
s'amuser, ainsi que le conseille Alibert, à évacuer primiti-

vement la bile, c'est-à-dire recourir à l'émétique ou à l'ipécacuanha, ou imiter encore la conduite de Sénac, qui faisait succéder les vomitifs à la saignée. Dans ces cas-là, la quinine! la quinine!.... Et pour me servir de l'expression énergique de l'illustre professeur Récamier, bourrez-en vos malades, ou comme le dit encore un médecin distingué de Lyon, M. le docteur Viricel, donnez-la par tous les pores.

Nous venons de voir que lorsque la fièvre est arrivée à son summum d'intensité, que la gravité des symptômes menace les jours du malade, le médecin doit, sans hésitation et d'après les préceptes de Torti, administrer la quinine hardiment, même sans avoir égard aux complications, car il n'y a pas d'instans à perdre, d'instant d'élection, celui que l'on consacrerait à toute autre médication serait fatal au malade : vaincre ou mourir, la quinine ou la mort!....

§ IV. — *Complications.*

Dans la majorité des cas, le médecin doit cependant faire attention à l'influence du quinquina sur les phlegmasies qui viennent si souvent compliquer la fièvre.

Lorsqu'on donnera à un fiévreux atteint d'une gastrite, d'une entérite, d'une dyssenterie, d'une cérébrite ou d'une méningite, du sulfate de quinine, souvent l'absorption du principe actif de ce sel active la circulation, augmente la surexcitation du système nerveux, produit en un mot une recrudescence dans la fièvre. Dans ces cas là, on devra donc suspendre l'usage de la préparation de quina et combattre préalablement la phlogose par les évacuations sanguines générales ou locales.

Nous voici arrivés au point le plus délicat de la méthode curative des fièvres pernicieuses. La médication nouvelle que nécessite, j'en conviens, dans beaucoup de cas, la marche de la maladie, ses complications, l'ensemble, en un mot, des symptômes, des phénomènes morbides pyrétologiques, devient souvent pour le médecin la cause de bien des revers.

Quels sont les cas où l'on devra recourir aux saignées par la lancette, et ceux auxquels il faudra donner la préférence aux sangsues?

S'il y a une réaction générale, une saignée de bras sera convenable ; s'il y a au contraire localisation phlegmasique, les sangsues conviendront mieux ; mais, dans tous les cas, il faut user avec le plus grand ménagement du traitement antiphlogistique.

Les saignées générales doivent être employées dans le traitement de la fièvre pernicieuse avant que celle-ci ne soit arrivée à un développement qui puisse faire craindre une terminaison prompte et funeste, c'est-à-dire avant que les forces vitales, en lutte contre le principe désorganisateur, ne soient parvenues à ce degré de surexcitation anormale qui indique ensuite une brusque prostration, un épuisement considérable du système nerveux, symptôme précurseur de la cessation absolue du principe vital.

En Dombes et dans le pays de Bresse, les évacuations sanguines par la lancette sont redoutables, et lorsque je suis contraint d'y recourir, je ne le fais toujours qu'en tremblant ; après la première saignée, je donne presque constamment le sulfate de quinine.

La saignée, selon moi, est quelquefois utile, par exemple, lorsqu'il y a des lésions de tissus constituant une inflammation fixe, mais je crois qu'on ne doit la répéter qu'avec les plus grands ménagemens, et que la conduite la plus rationnelle, celle que les résultats m'ont fait adopter, me semble être celle qui fait suivre l'administration immédiate du fébrifuge à la saignée.

Il est une distinction très-importante à faire dans le traitement de la fièvre pernicieuse, car le but que l'on doit se proposer est de séparer le système nerveux des lésions locales lorsqu'il en existe. Si donc la phlogose n'a pas d'action sur le premier, oh ! alors on peut chercher à la détruire primitivement ; dans le cas contraire, il faut toujours se rendre maître des symptômes nerveux ; encore une fois, aller au plus pressé.

La saignée est mortelle lorsque la fièvre est purement nerveuse ; dans ce cas, en effet, si vous avez le malheur de saigner votre malade, auquel il ne reste peut-être tout juste que la vigueur nécessaire pour les stricts besoins de la réaction, vous ôtez à la vie ses dernières ressources, ses dernières armes ; elle succombe sans résister, le pouls s'éteint, la peau se glace, et le malade, je le répète, expire en conservant toutes ses facultés intellectuelles ; il s'éteint comme par un arrêt de l'innervation.

Le miasme, par son action sur le système nerveux, finit par y produire une altération de tissu, amenée par une série d'irritations plus ou moins fortes, plus ou moins répétées, qui change, lèse son mode de vitalité, de nutrition, et comme le résultat de ce mode d'action est une débilitation, une innervation, le médecin doit donc s'attacher à seconder les efforts de la réaction de l'économie contre la cause délétère, à réveiller, fortifier le système nerveux quand il s'affaiblit et succombe sous la puissance du poison.

Dès-lors il faudra, dans le traitement de la fièvre pernicieuse, s'abstenir, toutes les fois qu'on le pourra, des déplétions sanguines, parce qu'elles débilitent, en être toujours très-avare, et donner le sulfate de quinine aussitôt après les premières évacuations.

Le traitement anti-phlogistique a été abandonné par les médecins de l'armée d'Afrique, comme favorisant les symptômes nerveux. Voici comment s'exprime à cet égard le docteur Vorms au sujet de l'épidémie de fièvres pernicieuses de 1834, à Alger et à Bone :

« Quant aux évacuations sanguines par la veine, je
« savais qu'elles étaient souvent mortelles ; j'avais vu bien

« des fois les médecins qui avaient adopté cette méthode
« être effrayés tout-à-coup par la perte de ceux de leurs
« malades sur la santé desquels ils comptaient le plus. Je
« supprimai donc la saignée générale, et les accidens fu-
« nestes devinrent plus rares. »

Dans un autre passage, le même auteur dit :

« On conçoit facilement que l'influence funeste des dé-
« plétions sanguines m'étant parfaitement démontrée, que
« convaincu d'ailleurs par l'expérience de l'avantage qu'il
« y avait à les remplacer par les émétiques et le sulfate de
« quinine, etc., je ne pus guère conserver de doute sur la
« nature asthénique des symptômes, sur le procédé de la
« maladie, sur ces modifications de l'organisme, consti-
« tuant le coma, le délire. Mais devant ces affections ter-
« ribles, où le pronostic est si incertain, qui tantôt se
« dissipent d'elles-mêmes, d'autres fois et le plus souvent
« sont mortelles, quoi que l'on tente, j'hésitais, je ne pouvais
« détruire chez moi cette idée de congestion active attachée
« par mes premières études et par tous ceux qui m'entou-
« raient à ces états du cerveau, et je me serais long-temps
« encore borné, mais seulement avec beaucoup de réserve,
« à l'emploi des évacuations sanguines, si mes derniers
« doutes n'avaient été complètement levés par les circons-
« tances suivantes :

« Quelques jours après que l'armée fut revenue de la
« dernière expédition de Constantine, le défaut de logement,
« les grandes fatigues, les privations y déterminèrent une
« épidémie fort grave, et nous vîmes apporter ou se traîner
« à l'hôpital beaucoup d'hommes atteints de fièvres graves
« quotidiennes ou continues; quelques-uns avaient le cou
« et les épaules couverts de pétéchies.

« Parmi les cinquante ou soixante malades que je reçus,
« il y en avait six ou sept chez lesquels la peau, teinte en
« bistre, était dans toute son étendue recouverte de taches;
« chez eux le pouls était mou, lent; un d'entre eux', de

« forme athlétique, n'avait que 40 pulsations par minute,
« des vomissemens et des selles noires accompagnaient une
« prostration extrême. En arrivant chez moi, tous ces
« hommes, dont je ne perdis que trois ou quatre, furent
« immédiatement mis à l'usage des infusions de serpentaire
« et de quinquina; on ne leur épargna ni le sulfate de
« quinine, ni le musc, ni l'émétique; pas une saignée ne
« leur fut faite, pas une sangsue ne leur fut appliquée;
« jamais non plus, quand l'homme n'était pas entré avec
« le délire, il n'en était ultérieurement atteint.

« Dans d'autres salles, où généralement on débutait par
« les émissions sanguines, il était fort rare qu'après la
« première le délire, qui n'existait pas, ne survînt immé-
« diatement, que celui qui existait ne s'accrût ou ne passât
« au coma, et que dans les deux cas il ne durât jusqu'à la
« mort. »

Je ne pense pas qu'il soit superflu de rapporter ici
l'histoire d'un fait qui touche à ce sujet. (C'est toujours le
docteur Vorms qui parle.)

« A l'époque dont je viens de parler, je trouvai un
« matin, dans une de mes salles, un jeune Arabe d'environ
« quinze ans, qui était plongé dans le coma le plus profond;
« sauf le pouls qui n'était pas trop faible, les mouvemens
« de la respiration et la chaleur tempérée de la peau, il
« n'offrait aucun signe de vie. Je lui fis immédiatement
« appliquer des synapismes aux jambes et des vésicatoires
« aux cuisses; puis, au moyen d'une cuillère introduite
« entre les dents, on laissa passer dans la bouche une
« solution d'un gramme de sulfate de quinine; deux autres
« furent administrés en lavement et gardés. A la visite du
« soir il y avait du mieux, et la nuit la connaissance revint
« complètement. Le lendemain, j'ordonnai un bouillon et
« une potion fébrifuge d'un gramme. L'enfant était très-
« bien, mais se plaignait vivement d'une douleur de tête pour
« laquelle il voulait être saigné. Je n'obtempérai pas à son

« désir ; mais le jour suivant il me demanda cette saignée
« avec une telle insistance, me déclarant que c'était le tuer
« que de ne pas la lui accorder, que je cédai, en disant à
« ceux qui m'entouraient combien c'était à regret. On ouvrit
« la veine, et quoique j'eusse eu la précaution de prescrire
« en même temps une nouvelle potion de sulfate de qui-
« nine, le délire survint au bout d'une ou deux heures, et
« alla en croissant pendant quinze autres heures, au bout
« desquelles il mourut. »

Plus loin, le même auteur dit encore :

« Lorsque les accès tendent à se rapprocher, lorsque la
« période de chaleur, au lieu de se terminer promptement
« par une crise, semble se prolonger de manière à simuler
« ou à devenir ce qu'on appelle généralement une gastro-
« céphalite, au fort même de l'appareil inflammatoire,
« quand la céphalalgie approche du délire ou a déjà atteint
« ce degré, je fais prendre huit à dix décigrammes de
« sulfate de quinine dans trois onces d'eau, et de huit en
« huit heures, répéter cette dose jusqu'à la chute complète
« de la fièvre ; mais en aucune circonstance je ne crois
« utile, et toujours je considère comme nuisible le recours
« aux évacuations sanguines générales et locales que sem-
« bleraient cependant devoir indiquer les phénomènes
« apparens de congestion. »

La saignée est généralement réprouvée dans le traitement
des fièvres graves de marais, parce que, comme l'indique
Sydenham, elles deviennent pernicieuses. Torti est du
même avis, et affirme que la fièvre redouble le jour où on
a saigné. Cette dernière assertion du médecin de Modène
ne me paraît pas d'une application générale, car le plus
souvent, dans les fièvres pernicieuses de la Dombes, j'ai
remarqué le contraire, c'est-à-dire qu'après la première
évacuation sanguine, j'ai toujours vu survenir une apparence de calme ; le malade paraît beaucoup mieux ; mais
l'accès suivant est terrible, et c'est pour me prémunir

contre ces effets funestes de la saignée, que j'administre le
fébrifuge presque aussitôt après l'emploi de celle-ci. Je le
répète, ce ne sera pas le jour même de la saignée, comme
l'avance Torti, que la fièvre deviendra pernicieuse, ce ne
sera au contraire qu'au second ou au troisième accès qui
l'aura suivie, que la maladie prendra un aspect plus grave,
s'entourera de symptômes plus alarmans, passera en un
mot à son summum d'intensité; et c'est malheureusement
ce calme trompeur qui suit la première évacuation sanguine qui encourage souvent le médecin à y revenir, pour
lui laisser ensuite d'inutiles regrets.

M. le docteur Maillot, également attaché à l'armée
d'Afrique, considère aussi la saignée comme très-nuisible
dans le traitement des fièvres pernicieuses, et sa manière
de voir est conforme à la mienne. Voici comment il s'exprime :

« Le calme qui suit les déplétions sanguines est trom-
« peur. Au milieu de la réaction de la gastro-céphalite,
« avant d'être familiarisé avec l'observation d'accidens de
« cette nature, on prend souvent pour une très-grande
« amélioration due aux déplétions sanguines le calme qui
« succède aux accidens inflammatoires, et plusieurs fois,
« dans de semblables circonstances, on n'a été détrompé
« que par la mort soudaine des malades. »

Fodéré dit aussi :

« Il en est de même des symptômes les mieux prononcés
« d'une turgescence sanguine, dirigée dès le début vers la
« tête et les autres organes; si on s'en laisse imposer par
« les apparences qui semblent impérieusement réclamer les
« émissions sanguines, les malades sont promptement jetés
« dans une prostration dont rien ne peut plus les sortir. »

Page 159, le même auteur dit encore :

« On voit souvent, sous l'influence de la médication
« antiphlogistique, le délire survenir ou s'accroître, des
« hémorragies mettre la vie des malades en danger; la

« saignée générale, repoussée si souvent et frappée d'ana-
« thème par de grands médecins, trouvera moins de faveur,
« et le praticien, même à son début, saura déjà que,
« soustraire des forces à l'économie quand elle lutte contre
« l'infection, c'est la désarmer au profit du poison. »

En effet, lorsque l'équilibre de l'économie se trouve
rompu, que par une cause quelconque une ou plusieurs
fonctions sont viciées, qu'il y a affaiblissement général, on
comprendra facilement que si l'on enlève alors trop de sang
à l'organisation, on devra nécessairement diminuer encore
son activité et s'éloigner des chances de la guérison.

Le médecin dont je viens de parler, dans le commencement de sa pratique, croyait devoir attaquer par la saignée
et les vomitifs les symptômes graves qui se présentaient à
lui dans les fièvres pernicieuses. Bientôt, instruit par l'expérience, il cessa d'être intimidé par les céphalalgies cruelles
périodiques, par les apparences de saburc, les nausées,
les vomissemens, les évacuations alvines; il s'aperçut que
ces accidens n'étaient que l'ombre de la maladie, et il revint
aux idées plus justes des médecins qui, à l'exemple de
Morton, de Torti, de Voulonne, n'hésitaient pas à administrer sur-le champ de fortes doses de quinquina.

Pringle, Sénac, et quelques autres, recommandaient la
saignée d'une manière toute particulière. Nous voyons donc
déjà que ces auteurs ont été dans une étrange erreur, ils se
sont abusés sur la nature des phénomènes morbides, qui
n'avaient sans doute à leurs yeux qu'un caractère inflammatoire, tandis qu'au contraire tous ces accidens, ces
troubles organiques émanaient de la lésion seule du système
nerveux.

Bally pense qu'une saignée, pratiquée au début d'une
fièvre de marais, la fera cesser, parce qu'elle détruira sa
cause, qui consiste alors dans une série de mouvemens
organiques, produisant cette modification de tissu constituant une inflammation fixe. Il croit que le quinquina ne

détruit que le symptôme, sans agir contre la cause. Dans
le traitement, il commence par le moyen qui, sur un
nombre considérable de malades, lui semble le plus utile,
si on ne doit employer que lui seul. « Je ne veux pas, dit-il,
« proscrire par là le quinquina, seulement je crois que la
« saignée pourrait, dans beaucoup de cas, surtout dans nos
« climats, amener une guérison plus solide que le quin-
« quina, si on ne voulait faire usage que de l'un ou de
« l'autre. »

Malgré la grande vénération que j'ai pour le nom de
Bally, je ne puis dans cette circonstance adopter sa manière
de voir. L'action du quinquina s'adresse directement à la
cause; elle n'est que secondaire contre le symptôme, c'est-
à-dire que je regarde l'action de l'agent miasmatique sur
notre organisation comme d'une nature, 1° toute spéciale,
et qu'il n'y a de spécifique contre elle que le quinquina;
2° que cet agent thérapeutique seul peut, en détruisant la
puissance de la matière paludéenne, en arrêtant son influence pernicieuse sur notre système nerveux, rétablir
l'équilibre dans les fonctions, le ramener à son état normal.
Il me paraît donc plus rationnel de recourir à la quinine
aussitôt après la première évacuation sanguine, que d'in-
sister sur celle-ci ou d'attendre un temps souvent précieux
pour se rendre maître de la maladie, et que l'on peut perdre
si rapidement, surtout dans les intermittentes pernicieuses
et à plus forte raison dans les rémittentes, car alors il faut
ici savoir entraver à tout prix les mouvemens nerveux. La
quinine, contre l'opinion du célèbre Bally, triomphera
donc plutôt de la fièvre que la saignée; si on ne devait faire
usage que de l'une ou de l'autre, dans nos pays surtout, la
chose ne saurait être douteuse.

Voici un fait qui vient à l'appui de ce que je dis : le docteur Boudin, praticien distingué dont s'honore la médecine
militaire, appelé par un soldat plongé dans un profond
coma, ne jugea pas à propos de lui faire une saignée; les

sangsues manquant aussi, il fut forcé de se borner à l'emploi du sulfate de quinine à dose élevée. L'accès se dissipa
avec une promptitude qui l'étonna ; dès-lors il renonça aux
évacuations sanguines pour des cas semblables.

« Si la saignée a été proscrite du traitement des fièvres
« intermittentes qui ravagent les pays marécageux, c'est,
« dit encore Bally, parce que les habitans de ces malheu-
« reuses localités sont faibles, ont un régime trop débilitant,
« ou sont atteints d'inflammations chroniques des viscères. »
Mais certes, tous ne sont pas dans ces malheureuses conditions, et les personnes qui peuvent se procurer toutes les
aisances de la vie, toutes ses jouissances, succombent
également bien aux effets pernicieux de la saignée ; les
conditions seront aussi défavorables pour le riche que pour
le pauvre.

En Italie, les déplétions sanguines sont généralement
rejetées par tous les médecins. Notre pyrétologiste français
(Bally), dont on ne se lasse de rapporter les citations, dit
encore qu'étant à Rome, il conseilla un jour une saignée à
un malade qui n'avait pu se délivrer d'une fièvre grave par
les fébrifuges, mais que l'individu, étonné de ce nouveau
remède contre les fièvres à quinquina, ne voulut pas s'y
soumettre avant d'avoir consulté sa famille.

Tout ce que je viens de dire contre la saignée à la lancette,
doit s'entendre pour les évacuations sanguines par les sangsues. La prostration, dans ce dernier cas, survient plus
lentement, parce que la déplétion n'est pas aussi brusque
ni aussi abondante qu'avec la lancette, mais le collapsus
nerveux se termine tout aussi fréquemment par la mort.

Si le médecin a le temps d'agir, et qu'il ait quelques
complications à combattre, il fera bien, pour favoriser
l'absorption du principe actif du sulfate de quinine, de
recourir aux méthodes capables de faciliter son action.
Ainsi, qu'une diarrhée vienne se joindre à la fièvre ou une
dyssenterie, il se verra forcé de recourir au traitement anti-

phlogistique. Ici, comme toujours, que ce soit aux saignées locales qu'il donne la préférence, en appliquant des sang-sues à l'anus ou dans les fosses iliaques, sa conduite alors sera conforme aux règles de l'art.

En thèse générale, répétons une dernière fois que, dans le traitement de la fièvre pernicieuse, on doit : 1° toujours combattre, quand on en a le temps, les phlegmasies par les sangsues, qu'elles aient pour siége le cerveau, la poitrine ou le ventre; 2° renoncer constamment aux évacuations sanguines par la lancette; 3° administrer la quinine seule dans les cas graves et la donner hardiment et à haute dose.

La quinine à haute dose n'a pas sur notre organisation des effets aussi nuisibles qu'on le pense généralement; sous ce rapport, Bally dit : « On peut d'ailleurs être rassuré sur « les effets du sulfate de quinine administré à haute dose; « je n'ai jamais vu d'exemples du mal qu'il a pu faire, et « je ne doute point que si on a cité quelques accidens, ils « tiennent plutôt à des circonstances accidentelles qu'à ses « qualités nuisibles. »

En Italie, en Espagne, les personnes de la classe aisée sont toujours munies de quinine pour s'assurer en famille contre la fièvre intermittente pernicieuse. Le médecin que je viens de citer dans le paragraphe précédent, en a pris cent grains en quelques jours à Rome, sans en avoir ressenti la moindre irritation.

Le docteur Gimon, à Thouars, département des Deux-Sèvres, a aussi porté la quinine à la dose d'un gros par jour dans une fièvre intermittente qui durait depuis neuf ans et dont il ne vint à bout que par le sous-carbonate de fer. Le sujet était un enfant de quatorze ans, fils de M. Charrier, juge-de-paix du canton de Saint-Varent. Le traitement dura six semaines. Le médecin pense « que ses lecteurs seront « peut-être étonnés qu'une dose aussi élevée de sulfate de « quinine, et administrée aussi long-temps, n'ait pas pro-« duit une irritation gastrique, etc. »

En effet, après cet exemple, nous ne devrions plus croire
à l'action irritante de ce sel; cependant, quoique n'étant
pas du nombre des médecins qui regardent ce médicament
comme inoffensif, ni de ceux qui le considèrent comme
très-dangereux, je reconnais pourtant qu'à la longue ou à
trop forte dose, il peut produire, développer dans quelques
organisations certains phénomènes morbides, indiquant
tantôt une lésion du système nerveux, tantôt celle du système vasculaire.

J'ai dit, au commencement de ce chapitre, qu'il n'était
pas rare de voir chez les personnes délicates, chez les
femmes dont la constitution est irritable, le sulfate de
quinine produire sur la muqueuse-gastrique une irritation
nerveuse, qui devient souvent une cause immédiate d'expulsion de la substance médicamenteuse. A la longue aussi,
chez ceux qui en ont fait usage long-temps, on remarque
assez souvent encore une surexcitation nerveuse du même
organe qui épuise ses forces vitales, le jette dans un état
d'innervation; de là l'impossibilité où se trouve l'estomac,
par suite du trouble de ses fonctions, de supporter les
substances alimentaires. C'est surtout dans la convalescence
de la fièvre pernicieuse que cette particularité arrive. L'organisation, dans cette circonstance, a essuyé un échec si
violent, elle a subi une atteinte si profonde, qu'il faut un
laps de temps assez long au malade avant que toutes ses
fonctions soient revenues à leur état normal; il est faible,
languissant, et sa maigreur annonce le trouble profond des
fonctions de la nutrition. Alors les amers, les ferrugineux;
un exercice doux, l'air de la campagne, le vin de Bordeaux,
les pastilles de Vichy, les eaux minérales, le lait d'ânesse
lui conviendront.

Lors donc, qu'après l'usage trop long-temps soutenu du
sulfate de quinine, ou après son administration à doses trop
élevées, on s'apercevra d'une réaction sur le système nerveux, qu'il y aura surexcitation de cet appareil, ou asthénie

16

de ses fonctions, il faudra recourir à une médication capable
de modifier cet ensemble de symptômes, ou de simplifier
la maladie en la ramenant à sa véritable marche.

Le médecin, dans cette circonstance, associera avec
raison les opiacés à la quinine; il donnera les calmans, la
valériane, le castoréum, le musc, pour faire tomber ou
l'éréthisme nerveux général, ou celui de la muqueuse
gastrique; cette conduite favorisera l'absorption du principe
actif de la quinine.

Si tout ce que la médecine de l'antiquité a eu de célèbre
a préconisé l'opium dans le traitement des fièvres intermittentes, ce serait à coup sûr dans les pernicieuses qu'il
conviendrait d'y recourir, surtout, comme je viens de le
dire, chez les individus doués d'une grande irritabilité
nerveuse; mais l'emploi des opiacés exige des ménagemens,
et n'aura lieu que dans les circonstances suivantes :

1° Comme nous venons de le dire, lorsque la susceptibilité
nerveuse de la muqueuse gastro-intestinale fera craindre
que le quinquina ne puisse être supporté seul ;

2° Lorsqu'il n'y aura du côté du cerveau aucune congestion, ni lésion importante de la substance cérébrale ou de
ses enveloppes ;

3° Quand le malade ne sera pas atteint d'une affection
organique du cœur ou de ses gros vaisseaux ;

4° Lorsque la fièvre sera toute nerveuse, c'est à dire que
l'accès s'accompagnera de phénomènes tout nerveux ; car
nous avons vu des individus chez lesquels la fièvre ne se
reproduit que par la surexcitation seule du système nerveux ;

5° Enfin lorsqu'une diarrhée ou une dyssenterie viendra
se joindre à l'ensemble des symptômes pyrétologiques,
constituant la fièvre pernicieuse.

Dans les circonstances que je viens d'énumérer, lorsque
j'ai été dans le cas de donner l'opium, jamais je ne l'ai
administré seul. Bien des auteurs le prescrivent avant et

pendant l'accès; cette méthode me paraît vicieuse et ne doit
par répondre à l'attente des praticiens qui l'emploient. Les
premiers disent : L'opium active le système circulatoire; il
y a développement de calorique, injection des capillaires
de la peau, accélération du pouls; si donc nous adminis-
trons l'opium avant l'accès, nous aurons un mouvement
d'expansion contraire à celui de concentration, nous dimi-
nuerons la période de froid, en faisant devancer celle de
chaleur; alors nous aurons un accès moins long. Mais il
n'est pas prouvé, selon moi, qu'il en soit toujours ainsi,
qu'en diminuant la période de froid, l'accès perde de sa
durée et de son intensité; plusieurs faits me portent à
penser le contraire; je ne veux, au reste, pour justifier ma
manière de voir, qu'établir une comparaison entre la gravité
d'une fièvre qui se développera avec une ou deux heures
d'un froid vif, et celle qui apparaî..a sans frisson; ne sait-
on pas combien cette dernière est plus redoutable ?

Si, comme les seconds, vous allez donner l'opium pendant la fièvre, durant la période de réaction, pour calmer
la susceptibilité du système nerveux, vous n'y arriverez pas
encore, surtout si vous avez une lésion locale, car alors la
nouvelle activité que votre substance médicamenteuse imprimera à la circulation, accélèrera au contraire le mouvement fébrile continu.

Pour arriver au même résultat que les médecins partisans
de l'opium se sont promis dans ce dernier cas, lorsque,
durant le paroxysme, je veux calmer l'anxiété du malade,
modérer l'éréthisme nerveux, j'emploie avec succès la
potion inscrite sous le n° 5, au tableau des formules. Cette
préparation pharmaceutique n'a pas les fâcheux effets de
l'opium, et donnera à coup sûr au médecin les résultats
qu'il se propose. Que la congestion cérébrale soit l'effet
d'une inflammation ou d'une surexcitation nerveuse, on
pourra en toute assurance l'administrer pendant le paroxysme le plus violent, et compter toujours de sa part sur
d'heureux résultats.

Le sulfate de quinine n'est pas toujours absorbé, il a quelquefois une action purgative, il produit la diarrhée; alors c'est encore le cas de l'associer au laudanum, au diascordium, au sous-nitrate de bismuth. On donnera le lavement inscrit sous le n° 9, tout en y joignant les moyens accessoires que la matière médicale nous offre en pareille circonstance.

Dans les fièvres pernicieuses, il faut donner le fébrifuge à un intervalle très-rapproché; le temps est toujours si précieux, qu'il faut se hâter d'en profiter. Malgré toutes les conditions si favorables d'absorption que réunissent les préparations pharmaceutiques que j'ai indiquées, j'ai cependant, quand le danger n'est pas imminent, la précaution de le faire administrer au malade en deux ou trois fois, pour ne pas surprendre l'estomac, mais constamment à de très-courts intervalles. Je commence, 1° à habituer l'organe par une première dose du remède, et les autres fractions se donnent aussitôt après; de cette manière j'évite une surprise qui deviendrait souvent préjudiciable si on donnait une dose trop forte en une seule fois; 2° je ménage la susceptibilité de l'estomac; 3° et je favorise encore le travail d'absorption.

MÉTHODE ENDERMIQUE.

§ V. — *Moyens secondaires et hygiéniques.*

Nous venons de voir que les effets thérapeutiques du sulfate de quinine ne seront jamais plus puissans que lorsque ses propriétés immédiates traverseront, pour ainsi dire, inaperçues le canal intestinal et ne se manifesteront que par des effets secondaires ou généraux.

Il nous reste maintenant à parler d'une troisième voie d'absorption, importante aussi, quoique d'une certitude moins grande que les deux premières.

Le quinquina peut aussi être absorbé par la peau, à l'aide de frictions, par des lotions, ou en bains.

Frictions. — Elles ont sur la peau une action locale et générale ; la première se manifeste par une chaleur et une rougeur plus vives, le sang afflue en plus grande abondance dans les vaisseaux capillaires, la sensibilité se réveille, les pores s'ouvrent, et l'absorption des substances médicamenteuses se fait alors par cette voie ; c'est l'action générale qui commence.

Les préparations dont je me sers dans la méthode endermique sont portées aux n°s 10, 11 et 12. La première est une pommade que je fais étendre sur de la peau blanche, ou sur un morceau de diapalme, et que l'on place sous les aisselles et dans les aînes ; j'en fais également des frictions sur le creux de l'estomac.

J'emploie le liniment préférablement, parce que l'absorption du sulfate de quinine est plus prompte et se fait mieux dissoute dans un véhicule que dans un corps gras ; c'est à la partie interne des cuisses et des bras, et sur le ventre, que j'en conseille l'usage. Avant d'y recourir, je fais sur ces parties des lotions avec de l'oxycrat bouillant, afin de faire cesser la sécheresse, la chaleur âcre de la peau, pour rétablir ses fonctions, résultat souvent d'une irritation nerveuse qui s'oppose à l'accomplissement des sécrétions.

Le cérat n° 12 s'applique sur la plaie des vésicatoires ; l'action en est toujours plus active, parce que la surface du derme est mise à nu ; cependant lorsque l'irritation est trop grande, l'absorption a de la peine à se faire, on doit donc, pour la favoriser, combattre préalablement l'éréthisme.

Vésicatoires. — Les rubéfians dilatent fortement les vaisseaux capillaires qui se distribuent à la peau, y appellent le sang, développent la chaleur et la sensibilité. Ces effets locaux ont quelquefois une réaction sur la constitution générale, et particulièrement sur le système circulatoire et nerveux, et leur action sur eux est d'autant plus vive qu'elle s'est passée sur une surface plus ou moins étendue, et de l'irritation plus ou moins grande de l'agent thérapeutique mis en usage.

Les vésicatoires sont d'une très-grande utilité dans le traitement des fièvres pernicieuses; bien des médecins les rejettent, à cause du trouble général que l'on remarque quelquefois après leur application. Il arrive, il est vrai, que des malades éprouvent de l'anxiété, la peau devient sèche et plus brûlante, la soif plus vive: chez d'autres, l'action irritante ou le principe actif de la cantharide réagit sur la vessie et détermine une dysurie; mais en admettant que ces effets généraux puissent produire une vive réaction sur l'état fébrile primitif, sur la surexcitabilité nerveuse, on en a, je crois, exagéré le danger. N'avons-nous pas, au reste, à notre disposition les moyens d'atténuer cette action irritante, cette réaction uniquement passagère et sympathique du vésicatoire sur l'ensemble général des phénomènes morbides? On peut se contenter, au premier pansement, d'ouvrir la vésicule sans enlever l'épiderme; alors la douleur est beaucoup moins vive, et l'action irritante très-superficielle; si, au contraire, le médecin désire un effet plus prompt et cherche à obtenir une révulsion puissante, c'est le cas d'enlever l'épiderme; dès-lors il tempèrera l'éréthisme nerveux qu'amènera l'action trop vive du vésicatoire, en recouvrant ce dernier de cataplasmes de farine de lin. La douleur une fois passée, tout rentre dans les conditions désirées, et le médecin doit chercher à favoriser la suppuration, car celle-ci une fois bien établie, le vésicatoire une fois en pleine activité, loin de redouter de sa part un effet funeste, vous favoriserez au contraire la terminaison de la maladie, en diminuant l'irritation première par l'établissement physique d'une seconde sur une autre partie du corps. De cette manière, on prévient sa concentration sur un seul point, sur un seul organe, en la divisant ou la disséminant sur plusieurs parties.

Lorsqu'on se décide à recourir aux vésicatoires, il ne faut pas attendre, pour les appliquer, que le malade soit dans une grande prostration, ou que la fièvre soit déjà arrivée à son summum d'intensité, que les propriétés vitales, en un mot, soient presque éteintes. Moi je les applique au commencement de la maladie, presque aussitôt que je suis appelé, et la place que je choisis de préférence est aux jambes.

Je le répète, l'action irritante du vésicatoire sur les organes malades n'est que de courte durée, très-passagère, tandis que ses effets curatifs sont d'une efficacité incontestable dans les fièvres de la nature de celles qui font le sujet de ce travail. Ce n'est que par l'action soutenue des révulsifs que l'on pourra lutter avec avantage contre ces lésions profondes que nous retrouvons pendant leur durée sur certains organes si essentiels à la vie, comme le cerveau et ses dépendances.

Il ne faut pas craindre d'appliquer de larges vésicatoires camphrés aux jambes, ces altérations locales, physiquement produites, concourent puissamment à diminuer la congestion de l'irritation, lorsqu'elle tend à s'établir sur un seul point; leur action irritante tombe devant celle de suppuration qui diminue beaucoup le mouvement fébrile.

Sinapismes. — Ils agissent plus promptement que les vésicatoires, mais l'effet n'en est pas aussi marqué, parce qu'il n'est pas aussi soutenu. Les sinapismes irritent parfois les sujets très-nerveux, cependant on ne doit pas se priver de ce puissant révulsif, parce que la promptitude avec laquelle il agit est souvent fort utile, en ce qu'on peut très-rapidement produire des fluxions sanguines, des points d'irritation sur plusieurs parties du corps à la fois, et diminuer par ce moyen leur accumulation sur des organes essentiels à la vie.

Pommade ammoniacale. — Son action est plus prompte, ses effets sont instantanés, on peut y recourir dans les cas très-graves; il en sera de même de la cautérisation à l'aide du marteau de MAYOR, mais il faudra en employer un à large surface, de manière que l'escarrhe ait lieu sur une grande étendue.

Bains. — Les bains de quinquina sont aussi un moyen puissant de favoriser l'absorption du sulfate de quinine. Le docteur Gouraud père a été sauvé par ce moyen d'une fièvre pernicieuse, et d'après William-Alexander, il paraît que les personnes riches à Rome ne se traitent pas autrement.

On fait bouillir trois livres de bon quinquina dans cinq litres d'eau bouillante; on agite et on verse le tout dans la baignoire. Le malade, avant d'entrer dans son bain, devrait se faire masser ou pratiquer des frictions sur tout le corps avec une brosse douce ou de la laine bien chaude.

Dans la convalescence, pour éviter les rechutes, il faut en premier lieu soustraire le malade à l'influence humide de l'atmosphère, à son refroidissement; on lui fera porter des vêtemens de laine, il devra rechercher une habitation sèche, un climat doux, on l'enverra dans le midi de la France, aux îles d'Hyères ou à Nice; on lui conseillera un exercice modéré, celui du cheval, ou de petites promenades à pied ou dans une voiture douce.

Son régime devra être tiré du règne animal, sans être cependant trop fortifiant; la nourriture sera prise en petite quantité, pour ne jamais excéder la puissance des organes digestifs. Sans contredit, le retour de l'appétit dans toutes les maladies est d'un heureux augure, car le travail de l'assimilation est le résultat des lois vitales sur les lois physiques; celles-ci ne seraient rien sans les premières. Mais si un malade, dont les organes sont depuis long-temps affaiblis, excède les forces de celui chargé du travail de l'assimilation, il éprouvera alors une indigestion, ce qui favorisera, à n'en pas douter, le retour de la fièvre, en imprimant une nouvelle absorption.

Un des premiers moyens thérapeutiques dans le traite-

ment des fièvres pernicieuses sera donc la diète; on le
comprendra facilement. En effet, si le fluide qui fournit à
toutes les sécrétions se trouve altéré, voilà une cause première de l'affaiblissement des organes digestifs; qu'il y ait
maintenant une altération physique de l'appareil même, il
y aura cause nouvelle de l'imperfection de la chylification;
l'assimilation de ce chyle mal élaboré sera nécessairement
imparfaite, et chacun de ces désordres étant tour à tour
cause ou effet, deviendra l'origine de nouveaux désordres
qui tendront toujours à s'accroître et à s'aggraver.

Par une nourriture tirée du règne animal, les bouillons
gras dégraissés à froid, les consommés, les potages au gras,
les viandes rôties, la chylification sera plus parfaite, et la
restauration du sang plus prompte et plus assurée.

Lorsqu'il n'y aura plus à avoir aucune crainte sur l'état
des voies digestives, et que l'on verra les forces revenir
lentement, on mettra le malade à l'usage du vin de Bordeaux, on lui prescrira les eaux minérales de Saint-Galmier,
de Saint-Alban; le matin, à jeun, il pourra prendre le vin
ou le sirop de quinquina. Dans la convalescence des fièvres
pernicieuses, je me trouve constamment bien de l'usage de
ce dernier; j'en donne une forte cuillerée à bouche le
matin, à jeun, pendant quinze à vingt jours, pris pur
ou délayé dans une infusion de camomille ou de petite
centaurée.

TABLEAU DU MOUVEMENT DE L'HOPITAL DE MONTLUEL,

CONTENANT TRENTE LITS,

DE JUILLET 1829 A JUILLET 1841, c'est-a-dire DURANT UNE PÉRIODE DE DOUZE ANNÉES.

ANNÉES.	DATES.	NOMBRE DES MALADES ADMIS.		CHIFFRE DES MORTS (1).	
Première	De juillet 1829 à juillet 1830	1re	330	1re	12
Deuxième	De juillet 1830 à juillet 1831	2me	232	2me	25
Troisième.	De juillet 1831 à juillet 1832	3me	266	3me	25
Quatrième.	De juillet 1832 à juillet 1833	4me	221	4me	25
Cinquième.	De juillet 1833 à juillet 1834	5me	240	5me	14
Sixième.	De juillet 1834 à juillet 1835	6me	252	6me	22
Septième	De juillet 1835 à juillet 1836	7me	241	7me	15
Huitième	De juillet 1836 à juillet 1837	8me	270	8me	22
Neuvième.	De juillet 1837 à juillet 1838	9me	302	9me	17
Dixième.	De juillet 1838 à juillet 1839	10me	343	10me	15
Onzième.	De juillet 1839 à juillet 1840	11me	304	11me	27
Douzième	Do juillet 1840 à juillet 1841	12me	296	12me	21
		TOTAL. . .	3,297	TOTAL. . .	240

NATURE DES MALADIES ADMISES.	1re	2me	3me	4me	5me	6me	7me	8me	9me	10me	11me	12me
	ANNÉES.											
1° Fièvres intermittentes et rémittentes	123	99	117	63	93	102	99	137	126	119	101	114
2° Fièvres continues, avec embarras gastrique.	42	27	43	17	33	32	21	22	34	31	31	21
3° Embarras gastriques	37	9	33	12	19	15	23	18	20	18	29	32
4° Bronchites et phthisies	44	15	15	21	12	12	15	29	13	21	33	12
5° Entérites et colites aiguës ou chroniques. .	8	7	18	14	16	22	20	17	28	34	18	16
6° Maladies variées	9	27	22	25	19	10	15	25	23	40	30	41
7° Pleuro-pneumonies.	37	25	8	53	41	55	31	22	41	60	57	43
8° Maladies chirurgicales	30	23	10	16	7	4	15	0	17	20	5	17
Totaux. . . .	330	232	266	221	240	252	241	270	302	343	304	296

(1) La moyenne de la mortalité a été de 20 décès sur 280 admissions (chaque année).

FORMULES A EMPLOYER

CONTRE LES FIÈVRES PERNICIEUSES.

—

POTIONS.

N° 1. Eau distillée de tilleul . . (64 grammes) 2 onces.
Sulfate de quinine . . . . (1 gramme) 18 grains.
Sirop de limons . . . . . (15 grammes) 1/2 once.

A prendre en deux fois, à demi-heure d'intervalle.

—

N° 2. Eau de tilleul. . . . . . . (64 grammes) 2 onces.
Sulfate de quinine . . . . (gr. xv) 8 décigrammes.
Laudanum de Sydenham. (8 décigram.) 15 gouttes.
Sirop de limons . . . . . (15 grammes) 1/2 once.

(De la même manière.)

—

N° 3. Eau distillée simple. . . . (125 grammes) 4 onces.
Sulfate de quinine . . . . (1 gramme) 18 grains.
Extrait de quina jaune. . (4 grammes) 1 gros.
Laudanum liquide de Syd. } a. a.
Teinture de Cartoreum. . } (8 décig.) 15 gouttes.
Sirop de limons . . . . . (15 grammes) 1/2 once.

En quatre fois, à demi-heure d'intervalle.

—

N° 4. Eaux distillée de laitue. . } a. a.
— fleurs d'oranger. . . } (64 grammes) 2 onces.
Sirop de Karabé . . . . . (16 grammes) 1/2 once.
Sulfate de quinine . . . . (1 gram. 50°) 27|grains.
Musc en substance. . . . (1 décigramme) 2 grains.
Ether acétique. . . . . . (8 décigram.) 15 gouttes.

N° 5. Eau de tilleul. . . . . . (64 grammes) 2 onces.
Sirop de Karabé . . . . }
Sirop de thridace. . . . } (15 grammes) 1/2 once.
Ether sulfurique. . . . (2 grammes) 1/2 gros.

A prendre par cuillerée, d'heure en heure, durant le paroxysme.

—

LAVEMENS FÉBRIFUGES.

N° 6. Décoction de quinquina jaune royal (demi-verrée).
Sulfate de quinine . . . (1 gramme).
Poudre de valériane . . (4 grammes).

—

N° 7. Décoction de quinquina (une verrée).
Sulfate de quinine . . . (8 décigrammes) 15 grains.
Thridace. . . . . (3 décigrammes) 6 grains.

—

N° 8. Décoction de son. . . . (une verrée).
Gomme adragante . . . (8 décigrammes) 15 grains.
Laudanum de Sydenh. (8 décigramm.) 15 gouttes.
Sulfate de quinine . . . (6 décigrammes) 11 grains.
Amidon . . . . (4 grammes) 1 gros.
Dans le cas de diarrhée . . .

—

PILULES.

N° 9. Sulfate de quinine . . . (1 gramme) 18 grains.
Opium purifié . . . . . (1 décigramme) 2 grains.
Extrait de gentiane. . . }
Poudre inerte . . . . . } (q. s.) a. a.

Pour dix pilules, à prendre de dix en dix minutes.

—

MÉTHODE ENDERMIQUE.

POMMADE.

N° 10. Axonge. . . . . (2 grammes) 1/2 gros.
       Sulfate de quinine. . . (1 gramme 50) 27 grains.
       Acétate de morphine . . (5 centigrammes) 1 grain.

Pour frictions sous les aisselles, dans les aines et sur l'estomac.

———

LINIMENT.

N° 11. Alcool . . . . (125 grammes) 4 onces.
       Extrait d'opium . . . . (2 grammes) 1/2 gros.
       Camphre. . . . . (4 grammes) 1 gros.
       Sulfate de quinine . . . (8 grammes) 2 gros.

En frictions sur les jambes et les cuisses.

———

CÉRAT POUR LES VÉSICATOIRES.

N° 12. Cérat simple . . . . . . (16 grammes) 1/2 once.
       Camphre. . . . . (1 gramme 50) 27 grains.
       Sulfate de quinine . . . (2 grammes) 1/2 gros.

TABLE DES CHAPITRES

CONTENUS DANS CE VOLUME.

———

VARIÉTÉS.

CHAPITRE II.

1. Action de la chaleur, de l'humidité et des eaux stagnantes sur
leur développement. Mode d'action de la matière miasmatique
sur notre organisation. C'est un empoisonnement par un gaz
méphitique, résultat de la décomposition, de la putréfaction
des substances végétales et animales.

2. L'introduction de cet agent délétère dans notre organisation se
fait par l'absorption pulmonaire et cutanée. C'est à sa qualité et
à sa quantité qu'il faut attribuer les différens types que peut
prendre la fièvre pernicieuse.

3. De son diagnostic, considéré d'après la marche de la maladie
ou le caractère des paroxysmes. Signes divers indiquant la tendance des fièvres à passer à leur summum de gravité.

4. Du pronostic de ces fièvres, basé sur l'état de l'individu, son
idiosyncrasie sur l'ensemble de ses forces vitales, sur l'altération
plus ou moins profonde des principales fonctions de l'organisation, et sur l'intensité plus ou moins grande des paroxysmes.

ARTICLE PREMIER.

ARTICLE II.

17

ARTICLE III.

CHAPITRE III.

TRAITEMENT.

1. Considérations générales sur le traitement des fièvres pernicieuses. On peut le diviser en direct, secondaire et hygiénique.
Quels sont les moyens curatifs auxquels on a recours dans le
premier cas? Du quinquina et de ses différentes préparations; la
quinine doit être préférée à toutes les autres. De sa falsification,
manière de la reconnaître. De ses différens modes d'administration, 1. par l'estomac, 2. en lavemens, 3. ou par la méthode
endermique. Mode d'action de la quinine sur notre organisation;
l'existence d'une lésion locale contre-indique-t-elle son administration? Y a-t-il un temps d'élection pour la donner? Doit-on
faire usage du fébrifuge après que la fièvre a été entravée? De
la nécessité d'unir les opiacés aux préparations de quinquina
lorsque l'état des premières voies ne permet pas l'emploi seul
de ce dernier. Des lavemens fébrifuges.

2. Des évacuans vomitifs et purgatifs; sont-ils nécessaires, et
dans quels cas? Au début de la fièvre doit-on recourir aux
premiers, ou après avoir préalablement fait usage du quinquina?
Dans quelles circonstances l'administration des seconds sera-
t-elle jugée convenable?

3. Des évacuations sanguines locales et générales; dans quels cas
pourra-t-on y recourir, et quels sont ceux où le médecin devra
s'en abstenir?

4. Moyens secondaires. — Des révulsifs. Méthode endermique;
la quinine s'administre de cette manière en frictions, en bains,
en lotions, etc.

— 259 —

5. *Hygiéniques.* — Amers, légers toniques, préparations de fer, voyages, vêtemens de laine, repos physique et moral.

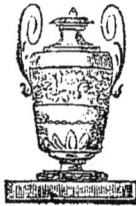

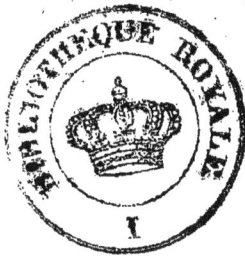

ERRATA.

Page 5 , ligne 1 : Au lieu d'*incéphale*, lisez *encéphale*.

27 , ligne 9 : Au lieu de *diaphoritiques*, lisez *diaphorétiques*.

51 , ligne 24 : *Amendes* douces, lisez *amandes*.

61 , ligne 25 : Supprimez *ce*.

226 , ligne 21 : Au lieu de *dans*, lisez *donc*.

www.ingramcontent.com/pod-product-compliance
Lightning Source LLC
Chambersburg PA
CBHW060341200326
41519CB00011BA/2005